解表药

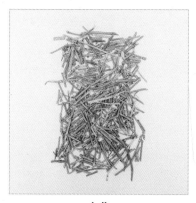

麻黄

发汗散寒，宣肺平喘，利水消肿

桂枝

发汗解肌，温通经脉，助阳化气，
平冲降气

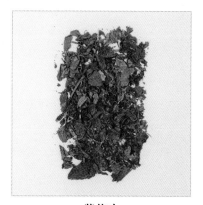

紫苏叶

解表散寒，行气和胃

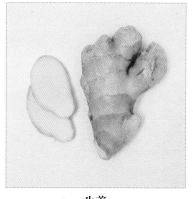

生姜

解表散寒，温中止呕，化痰止咳，
解鱼蟹毒

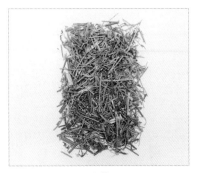

香薷

发汗解表，化湿和中

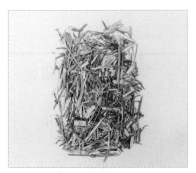

荆芥

解表散风，透疹，消疮

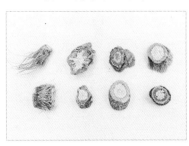

防风

祛风解表，胜湿止痛，止痉

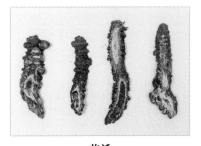

羌活

解表散寒，祛风除湿，止痛

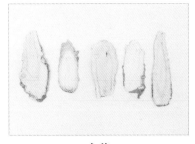

白芷

解表散寒，祛风止痛，宣通鼻窍，
燥湿止带，消肿排脓

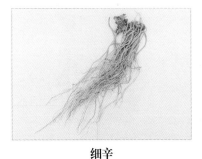

细辛

解表散寒，祛风止痛，通窍，温肺
化饮

2

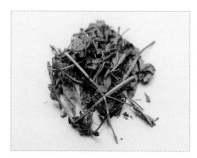

薄荷

疏散风热，清利头目，利咽，透疹，
疏肝行气

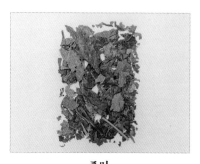

桑叶

疏散风热，清肺润燥，清肝明目

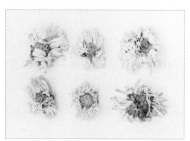

菊花

疏散风热，平肝明目，清热解毒

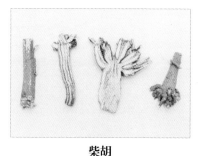

柴胡

疏散退热，疏肝解郁，升举阳气

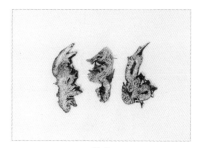

升麻

发表透疹，清热解毒，升举阳气

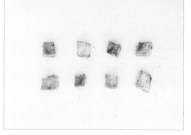

葛根

解肌退热，生津止渴，透疹，升阳
止泻，通经活络，解酒毒

清热药

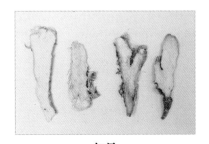

知母

清热泻火，滋阴润燥

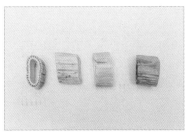

芦根

清热泻火，生津止渴，除烦，止呕，利尿

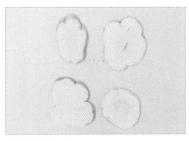

天花粉

清热泻火，生津止渴，消肿排脓

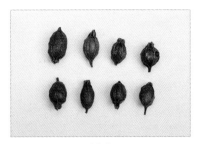

栀子

泻火除烦，清热利湿，凉血解毒；外用消肿止痛

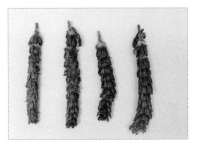

夏枯草

清肝泻火，明目，散结消肿

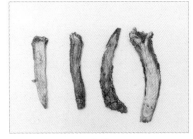

黄芩

清热燥湿，泻火解毒，止血，安胎

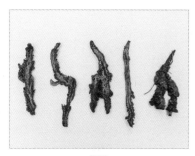

黄连

清热燥湿，泻火解毒

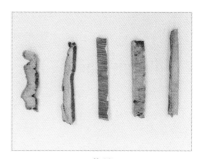

黄柏

清热燥湿，泻火除蒸，解毒疗疮

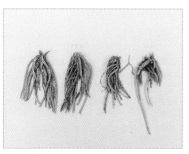

龙胆

清热燥湿，泻肝胆火

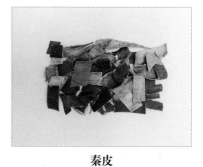

秦皮

清热燥湿，收涩止痢，止带，明目

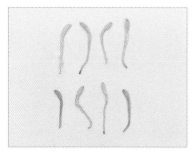

金银花

清热解毒，疏散风热

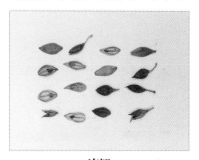

连翘

清热解毒，消肿散结，疏散风热

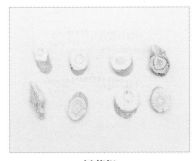

板蓝根

清热解毒，凉血利咽

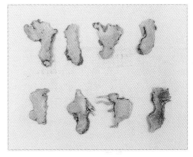

射干

清热解毒，消痰，利咽

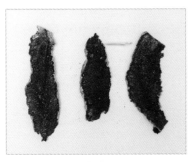

玄参

清热凉血，滋阴降火，解毒散结

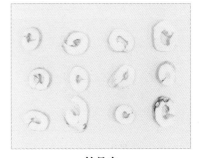

牡丹皮

清热凉血，活血化瘀

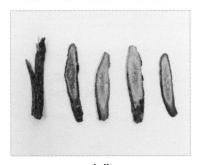

赤芍

清热凉血，散瘀止痛

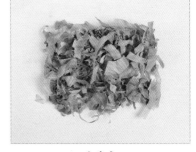

水牛角

清热凉血，解毒，定惊

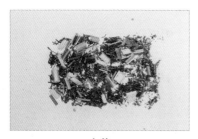

青蒿

清虚热，除骨蒸，解暑热，截疟，
退黄

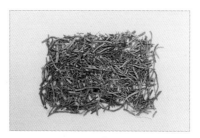

白薇

清热凉血，利尿通淋，解毒疗疮

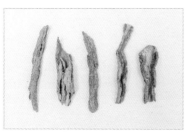

地骨皮

凉血除蒸，清肺降火

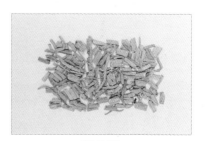

银柴胡

清虚热，除疳热

泻下药

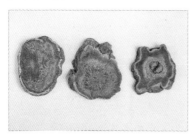

大黄

泻下攻积，清热泻火，凉血解毒，
逐瘀通经，利湿退黄

芒硝

泻下通便，润燥软坚，清火消肿

祛风湿药

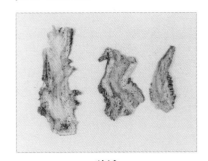

独活

祛风除湿，通痹止痛，解表

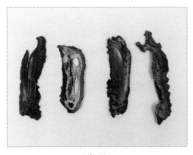

木瓜

舒筋活络，和胃化湿

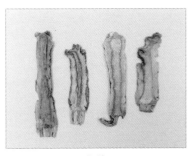

秦艽

祛风湿，清湿热，止痹痛，退虚热

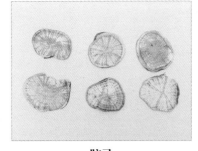

防己

祛风止痛，利水消肿

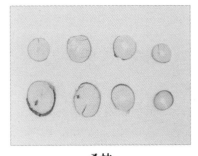

桑枝

祛风湿，利关节

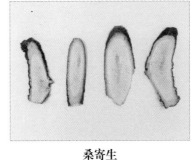

桑寄生

祛风湿，补肝肾，强筋骨，安胎元

8

化湿药

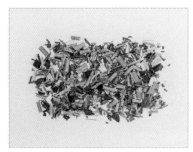

佩兰

芳香化湿，醒脾开胃，发表解暑

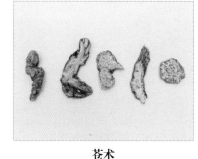

苍术

燥湿健脾，祛风散寒，明目

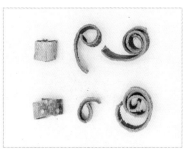

厚朴

燥湿消痰，下气除满

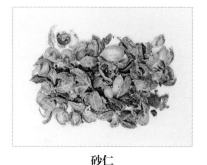

砂仁

化湿开胃，温脾止泻，理气安胎

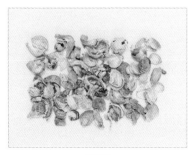

豆蔻

化湿行气，温中止呕，开胃消食

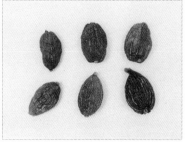

草果

燥湿温中，截疟除痰

9

利水渗湿药

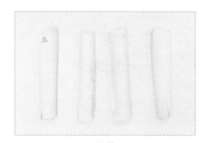

茯苓

利水渗湿，健脾，宁心安神

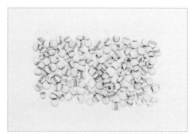

薏苡仁

利水渗湿，健脾止泻，除痹，排脓，
解毒散结

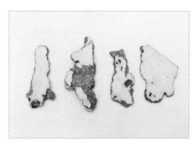

猪苓

利水渗湿

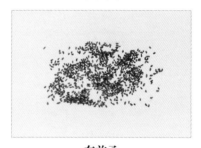

车前子

清热利尿通淋，渗湿止泻，明目，
祛痰

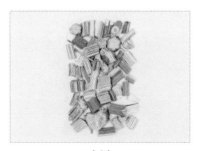

木通

利尿通淋，清心除烦，通经下乳

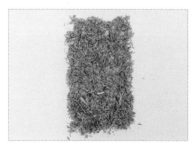

茵陈

清利湿热，利胆退黄

温里药

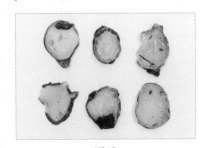

附子

回阳救逆，补火助阳，散寒止痛

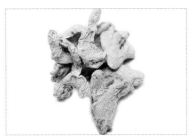

干姜

温中散寒，回阳通脉，温肺化饮

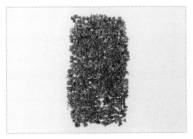

吴茱萸

散寒止痛，降逆止呕，助阳止泻

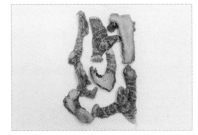

高良姜

温胃止呕，散寒止痛

理气药

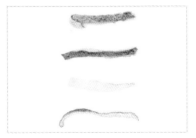

陈皮

理气健脾，燥湿化痰

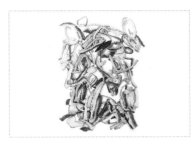

青皮

疏肝破气，消积化滞

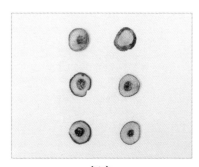

枳实

破气消积，化痰散痞

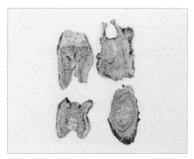

木香

行气止痛，健脾消食

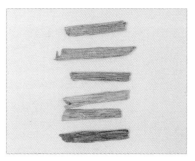

沉香

行气止痛，温中止呕，纳气平喘

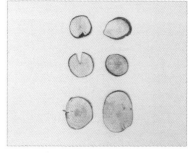

乌药

行气止痛，温肾散寒

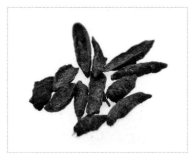

香附

疏肝解郁，理气宽中，调经止痛

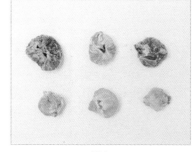

薤白

通阳散结，行气导滞

消食药

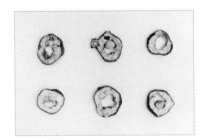

山楂

消食健胃，行气散瘀，化浊降脂

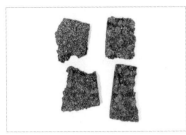

神曲

消食和胃，解表退热

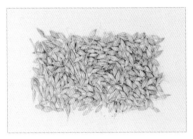

麦芽

行气消食，健脾开胃，回乳消胀

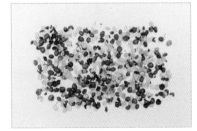

莱菔子

消食除胀，降气化痰

止血药

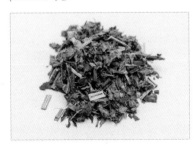

大蓟

凉血止血，散瘀解毒消痈

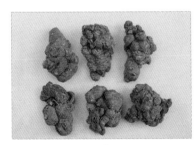

三七

散瘀止血，消肿定痛

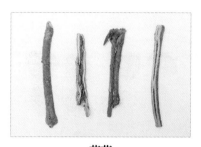

茜草

凉血，祛瘀，止血，通经

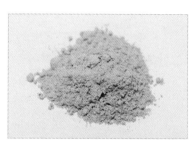

蒲黄

止血，化瘀，利尿通淋

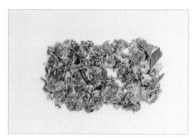

艾叶

温经止血，散寒止痛，调经，安胎；
外用祛湿止痒

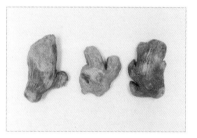

炮姜

温经止血，温中止痛

活血化瘀药

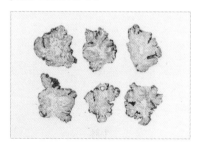

川芎

活血行气，祛风止痛

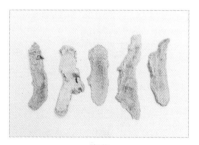

姜黄

破血行气，通经止痛

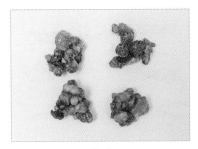

乳香

活血定痛，消肿生肌

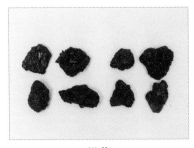

没药

散瘀定痛，消肿生肌

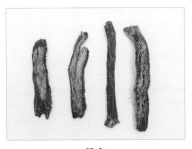

丹参

活血祛瘀，通经止痛，清心除烦，
凉血消痈

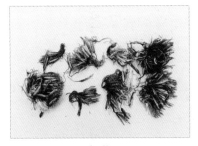

红花

活血通经，散瘀止痛

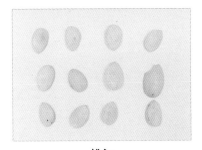

桃仁

活血祛瘀，润肠通便，止咳平喘

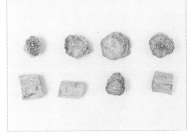

牛膝

逐瘀通经，补肝肾，强筋骨，利尿
通淋，引血下行

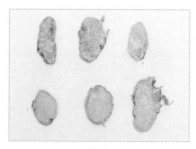

莪术

行气破血，消积止痛

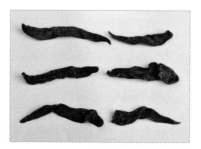

水蛭

破血通经，逐瘀消癥

化痰止咳平喘药

半夏

燥湿化痰，降逆止呕，消痞散结

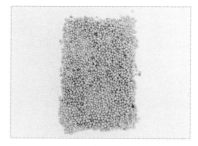

芥子

温肺豁痰利气，散结通络止痛

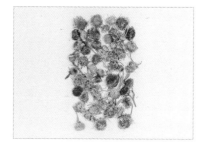

旋覆花

降气，消痰，行水，止呕

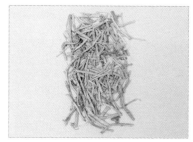

白前

降气，消痰，止咳

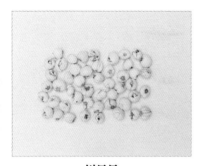

川贝母

清热润肺，化痰止咳，散结消痈

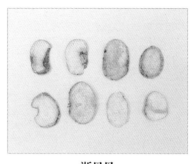

浙贝母

清热化痰止咳，解毒散结消痈

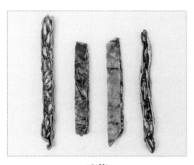

瓜蒌

清热涤痰，宽胸散结，润燥滑肠

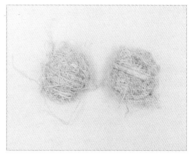

竹茹

清热化痰，除烦，止呕

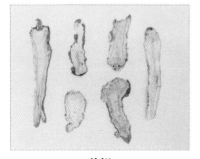

前胡

降气化痰，散风清热

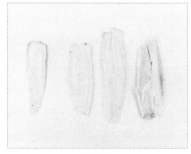

桔梗

宣肺，利咽，祛痰，排脓

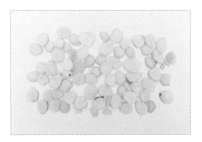

苦杏仁
降气止咳平喘，润肠通便

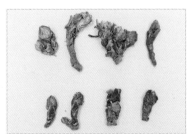

款冬花
润肺下气，止咳化痰

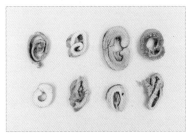

桑白皮
泻肺平喘，利水消肿

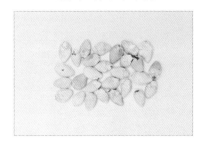

白果
敛肺定喘，止带缩尿

安神药

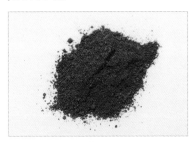

朱砂
清心镇惊，安神，明目，解毒

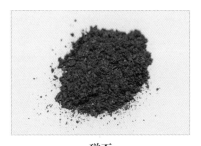

磁石
镇惊安神，平肝潜阳，聪耳明目，
纳气平喘

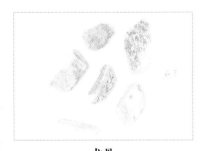

龙骨

镇静安神，平肝潜阳，收敛固涩

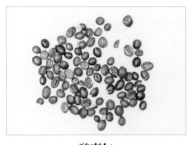

酸枣仁

养心补肝，宁心安神，敛汗，生津

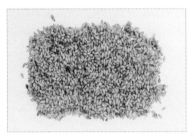

柏子仁

养心安神，润肠通便，止汗

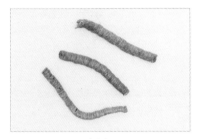

远志

安神益智，交通心肾，祛痰，消肿

平肝息风药

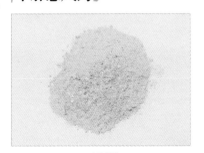

石决明

平肝潜阳，清肝明目

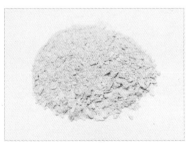

牡蛎

重镇安神，潜阳补阴，软坚散结，
收敛固涩，制酸止痛

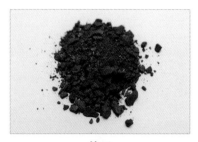

赭石

平肝潜阳，重镇降逆，凉血止血

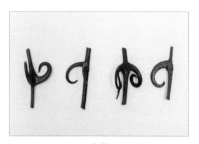

钩藤

息风定惊，清热平肝

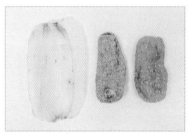

天麻

息风止痉，平抑肝阳，祛风通络

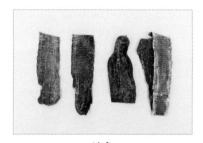

地龙

清热定惊，通络，平喘，利尿

补虚药

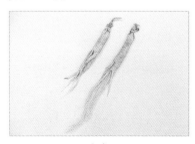

人参

大补元气，复脉固脱，补脾益肺，
生津养血，安神益智

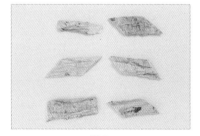

党参

健脾益肺，养血生津

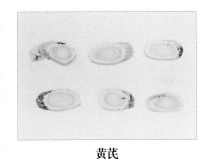

黄芪

补气升阳，固表止汗，利水消肿，
生津养血，行滞通痹，托毒排脓，
敛疮生肌

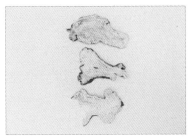

白术

健脾益气，燥湿利水，止汗，安胎

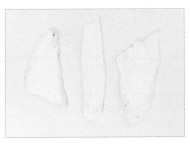

山药

补脾养胃，生津益肺，补肾涩精

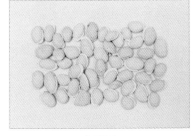

白扁豆

健脾化湿，和中消暑

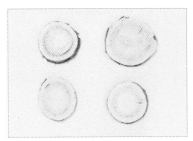

甘草

补脾益气，清热解毒，祛痰止咳，
缓急止痛，调和诸药

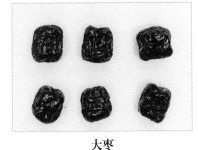

大枣

补中益气，养血安神

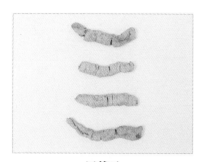

巴戟天

补肾阳，强筋骨，祛风湿

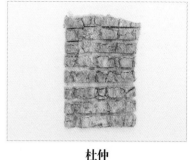

杜仲

补肝肾，强筋骨，安胎

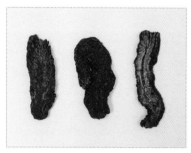

肉苁蓉

补肾阳，益精血，润肠通便

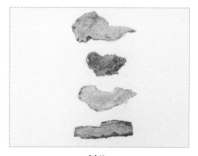

锁阳

补肾阳，益精血，润肠通便

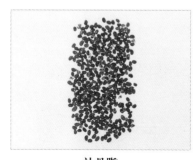

补骨脂

温肾助阳，固精缩尿，纳气平喘，
温脾止泻；外用消风祛斑

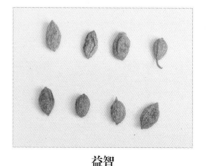

益智

暖肾固精缩尿，温脾止泻摄唾

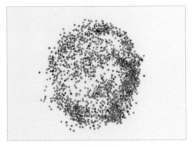

菟丝子

补益肝肾，固精缩尿，安胎，明目，
止泻；外用消风祛斑

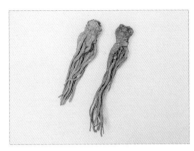

当归

补血活血，调经止痛，润肠通便

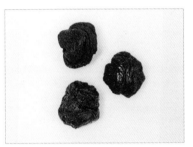

熟地黄

补血滋阴，益精填髓

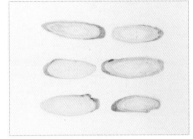

白芍

养血调经，敛阴止汗，柔肝止痛，
平抑肝阳

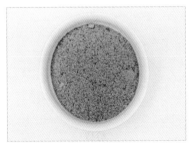

阿胶

补血滋阴，润燥，止血

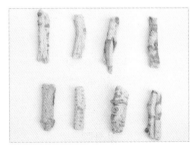

北沙参

养阴清肺，益胃生津

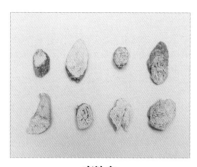

南沙参

养阴清肺，益胃生津，化痰，益气

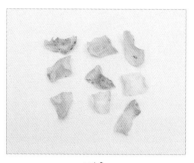

百合

养阴润肺，清心安神

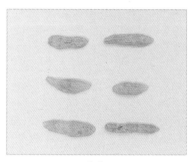

麦冬

养阴生津，润肺清心

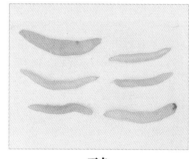

天冬

养阴润燥，清肺生津

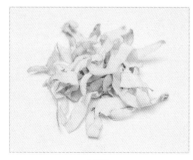

玉竹

养阴润燥，生津止渴

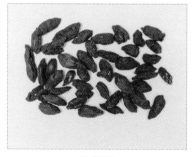

枸杞子

滋补肝肾，益精明目

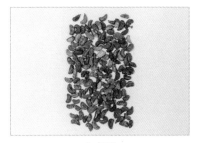

女贞子

滋补肝肾，明目乌发

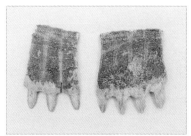

鳖甲

滋阴潜阳，退热除蒸，软坚散结

收涩药

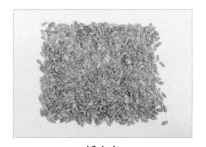

浮小麦

固表止汗，益气，除热

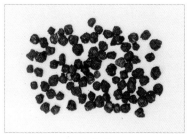

五味子

收敛固涩，益气生津，补肾宁心

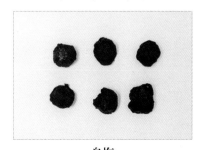

乌梅

敛肺，涩肠，生津，安蛔

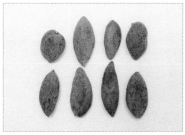

五倍子

敛肺降火，涩肠止泻，敛汗，固精
遗，止血，收湿敛疮

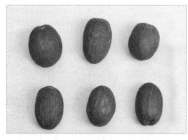

肉豆蔻

温中行气，涩肠止泻

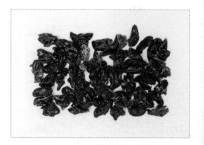

山茱萸

补益肝肾，收涩固脱

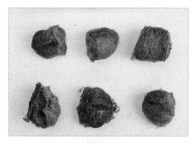

桑螵蛸

固精缩尿，补肾助阳

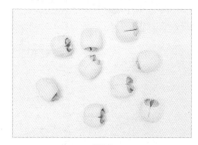

莲子

补脾止泻，止带，益肾涩精，
养心安神

掌阅中医课程系列

中医方剂
速速强记法

黄泳
徐艺文

主编

海峡出版发行集团 | 福建科学技术出版社
THE STRAITS PUBLISHING & DISTRIBUTING GROUP | FUJIAN SCIENCE & TECHNOLOGY PUBLISHING HOUSE

图书在版编目（CIP）数据

中医方剂速速强记法 / 黄泳，徐艺文主编. —福州：福建科学技术出版社，2021.7
（掌阅中医课程系列）
ISBN 978-7-5335-6415-5

Ⅰ.①中… Ⅱ.①黄… ②徐… Ⅲ.①方剂学－基本知识 Ⅳ.①R289

中国版本图书馆CIP数据核字（2021）第048697号

书　　名	中医方剂速速强记法
	掌阅中医课程系列
主　　编	黄泳　徐艺文
出版发行	福建科学技术出版社
社　　址	福州市东水路76号（邮编350001）
网　　址	www.fjstp.com
经　　销	福建新华发行（集团）有限责任公司
印　　刷	福建新华联合印务集团有限公司
开　　本	787毫米×1092毫米　1/32
印　　张	8.25
插　　页	16
字　　数	178千字
版　　次	2021年7月第1版
印　　次	2021年7月第1次印刷
书　　号	ISBN 978-7-5335-6415-5
定　　价	39.80元

书中如有印装质量问题，可直接向本社调换

编委会

主 编

黄 泳 徐艺文

编 委（按姓氏笔画排序）

徐艺文 黄 泳 詹颖诗 蔡晓雯

图片形象记忆

图片形象记忆：以精美的图片呈现常用中药材，让读者识药用方两不误。

解表药

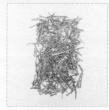

麻黄
发汗散寒，宣肺平喘，利水消肿

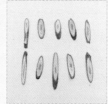

桂枝
发汗解肌，温通经脉，助阳化气，平冲降气

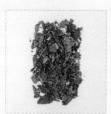

紫苏叶
解表散寒，行气和胃

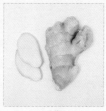

生姜
解表散寒，温中止呕，化痰止咳，解鱼蟹毒

1

要点速览：提炼该章要点，概念、立法、适用范围、分类、使用注意、一级方剂一表囊括。

概念	凡以解表药为主组成，具有发汗、解肌、透疹等作用，用以治疗表证的方剂，统称解表剂
立法	属"八法"中之"汗法"
适用范围	六淫外邪侵袭人体肌表、肺卫所致的表证，凡风寒外感或温病初起，以及麻疹、疮疡、水肿、痢疾等病初起，症见恶寒、发热、头痛、身疼、苔薄白、脉浮者
分类	辛温解表剂、辛凉解表剂、扶正解表剂
使用注意	①不宜久煎。②禁食生冷、油腻之品。③若外邪已入里，或麻疹已透，或疮疡已溃，或虚证水肿，均不宜使用
一级方剂	麻黄汤、桂枝汤、九味羌活汤、小青龙汤、银翘散、桑菊饮、麻黄杏仁甘草石膏汤、败毒散、再造散、加减葳蕤汤

第一节 辛温解表剂

一级方剂：以"☆"标示需要重点掌握的方剂。

☆ 麻黄汤
《伤寒论》

【组　成】麻黄 桂枝 杏仁 炙甘草

歌诀记忆：七言歌诀朗朗上口，迅速掌握复杂的方剂知识要点。

【歌诀记忆】麻黄汤中用桂枝，杏仁甘草四般施，
　　　　　　发热无汗头项痛，喘而无汗宜服之。

【功　效】发汗解表，宣肺平喘。

【主　治】外感风寒表实证。恶寒发热，头身疼痛，无汗而喘，舌苔薄白，脉浮紧。

【立体记忆】

立体记忆：思维导图全方位立体解析方剂配伍特点，方义形象化、简明化记忆。

君 → 麻黄（9g） → 善平喘发汗，祛在表之风寒；宣发肺气，止咳平喘 →
臣 → 桂枝（6g） → 解肌发表，温通经络；畅行营阴，解疼痛 →（加强宣肺平喘）恢复肺气宣降 → 相合之峻烈以发汗 → 缓和麻黄、桂枝之性 → 调和肺气之宣发
佐 → 杏仁（9g） → 降利肺气 → 调和肺气肃降
使 → 炙甘草（3g） → 调和药性

【临床要义】本方是治疗外感风寒表实证的代表方，也是辛温发汗法的基础方。

【使用注意】本方发汗作用峻烈，不可久服，汗出不尽服余药。寒性感冒但有汗者、热性感冒、寒性感冒但体质虚弱者、产妇、失血病人等均不宜用。

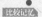

比较记忆

方名	桂枝汤	麻黄汤
相同点	均有桂枝、炙甘草，同属辛温解表剂，可治外感风寒表证	
不同点 组成	芍药、生姜、大枣	麻黄、苦杏仁
功效	发汗解表之力逊，调和营卫之功尤著	发汗散寒力强，宣肺平喘
病证	外感风寒表虚证	外感风寒表实证
症状	恶风发热，头痛项强，身痛有汗，鼻鸣干呕	恶寒发热，头身疼痛，无汗而喘

比较记忆：每章结束均附有比较记忆，相似方剂表格区分，不同点、相同点一目了然。

附录　填空速记

填空速记：书末附有必背方剂的填空速记，每日一记，30天快速掌握重点方剂，助力考试攻关。

每日一记　第01天

1.麻黄汤

麻黄汤中用桂枝，杏仁甘草四般施，
发热无汗头项痛，喘而无汗宜服之。

【组成】_____

【功效】_____

【主治】_____

2.桂枝汤

桂枝汤治太阳风，芍药甘草姜枣同，
解肌发表调营卫，表虚有汗可建功。

【组成】_____

【功效】_____

【主治】_____

中医药蕴含着中华民族几千年的健康养生理念及实践经验，是中华文明的一个瑰宝，凝聚着中华民族的伟大智慧。在党和政府的领导下，中医药发展迎来了春天，中医药学科迅速发展，群众基础不断扩大。中医药知识体系庞杂，中医药学专业的学生，学习任务繁重，亟须系统高效的学习和记忆方法；有防病保健需求的群众，缺乏基础理论，理解困难，亟须简明易懂的知识点拨。

　　本系列丛书面向正在学习中医药的学生和普通大众，内容涵盖中医诊断、中药、经络腧穴、方剂等中医基础学科知识。丛书以国家规划教材为主要依据提炼重要知识点，利用图片形象记忆、歌诀快速记忆、理解比较记忆等由浅入深的记忆方法进行知识点梳理，并配合表格、图片、音视频，将庞杂的知识体系简单化、直观化、具象化，为读者提供中医药学习识记、查阅、理解的掌上工具书，帮助其提高学习效率。

　　值得一提的是，丛书将配合课程识记电子读物，将知识装进手机，让"知识"可以随身携带，方便读者随时随地查阅、识记，利用碎片时间将重要知识点一网打尽。

　　由于作者水平有限，书中难免存在疏漏。不当之处，恳请读者朋友给予批评指正，不胜感激！

黄　泳

2021 年 1 月于广州

目录
CONTENTS

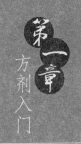

第一章 方剂入门

第一节　常用治法

治法	概念	适用范围
汗法	通过开泄腠理、调畅营卫、宣发肺气等方法，使在表的六淫之邪随汗而解的一种治法	外感表证、疹出不透、疮疡初起，以及水肿、泄泻、咳嗽、疟疾而见恶寒发热、头痛身疼等表证
吐法	通过涌吐的方法，使停留在咽喉、胸膈、胃脘的痰涎、宿食或毒物等从口中吐出的一种治法	中风痰壅，宿食壅阻胃脘，毒物尚在胃中，痰涎壅盛之癫狂、喉痹，以及干霍乱吐泻不得等，属于病情急迫而又急需吐出之证
下法	通过荡涤肠胃、通泄大便等方法，使停留在肠胃的宿食、燥屎、冷积、瘀血、结痰、停水等有形积滞从大便而出的一种治法	燥屎内结、冷积不化、瘀血内停、宿食不消、结痰停饮、虫积等证
和法	通过和解或调和的方法，使半表半里之邪，或脏腑、阴阳、表里失和之证得以解除的一种治法	邪犯少阳、肝脾不和、寒热错杂、气血营卫失和等证
清法	通过清热、泻火、解毒、凉血等作用，使在里之热邪得以解除的一种治法	里热证、火证、热毒证及虚热证等

治法	概念	适用范围
温法	通过温里祛寒的方法，使在里之寒邪得以消散的一种治法	脏腑的陈寒痼冷，寒饮内停，寒湿不化以及阳气衰微等
消法	通过消食导滞、行气活血、化痰利水以及驱虫等方法，使气、血、痰、食、水、虫等所结成的有形之邪渐消缓散的一种治法	饮食停滞、气滞血瘀、癥瘕积聚、水湿内停、痰饮不化、疳积虫积等证
补法	通过滋养补益的方法，以恢复人体正气，治疗各种虚证的一种治法	各种虚证，如气虚、血虚、阴虚、阳虚，以及脏腑虚损等

第二节　方剂分类

病证分类	脏腑分类	首列脏腑，下分病证。如唐·孙思邈《备急千金要方》、清代巨著《古今图书集成医部全录》中之"脏腑身形"等
	病因分类	以病因为纲，分列诸证诸方。如宋·陈言《三因极一病证方论》中有中风、中寒、中湿等，清·张璐《张氏医通》中有伤寒、伤暑、伤湿、伤燥、伤火、伤饮食、劳倦等，皆属此类
组成分类		以病邪的轻重、病位的上下、病势的缓急、病体的强弱作为制方的依据。①大方：指药味多或用量大，以治邪气方盛所需的重剂。②小方：指药味少或用量小，以治病浅邪微的轻剂。③缓方：指药性缓和，以治病势缓慢且需长期服用的方剂。④急方：指药性峻猛，以治病势急重且取效迅速的方剂。⑤奇方：指由单数药味组成的方剂。⑥偶方：指由双数药味组成的方剂。⑦复方：两方或数方组合的方剂

治法分类 （功用分类）	如金·成无己《伤寒明理药方论》云："制方之体，宣、通、补、泻、轻、重、涩、滑、燥、湿，十剂是也。"明·张介宾提出将方剂"类为八阵，曰补、和、攻、散、寒、热、固、因"
笔画分类	现代大型方剂辞书等仅为检索之便，以方名汉字笔画为纲进行分类。这种分类方法便于查阅，亦便于鉴别同名异方

第三节　组方原则和变化

一、组方原则

君药		针对主病或主证起主要治疗作用的药物	药力居方中之首
臣药		①辅助君药加强治疗主病或主证的药物。②针对兼病或兼证起治疗作用的药物	药力小于君药
佐药	佐助药	协助君、臣药以加强治疗作用，或直接治疗次要兼证的药物	药力小于臣药，一般用量较轻
	佐制药	制约君、臣药的峻烈之性，或减轻或消除君、臣药毒性的药物	
	反佐药	根据病情需要，配伍少量与君药性味或作用相反而又能在治疗中起相成作用的药物	
使药	引经药	能引方中诸药直达病所的药物	药力较小，用量亦轻
	调和药	具有调和诸药作用的药物	

3

二、方剂变化

类型	含义
药味加减	药味的增减使方中药物间的配伍关系发生变化
药量加减	组成药物相同,用量不相同时,药物在方中的药力和地位发生变化,从而改变了方剂的功用和主治
剂型更变	同一方剂其剂型不同,功效亦有所差异

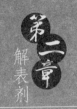
要点速览

概念	凡以解表药为主组成，具有发汗、解肌、透疹等作用，用以治疗表证的方剂，统称解表剂
立法	属"八法"中之"汗法"
适用范围	六淫外邪侵袭人体肌表、肺卫所致的表证。凡风寒外感或温病初起，以及麻疹、疮疡、水肿、痢疾等病初起，症见恶寒、发热、头痛、身疼、苔薄白、脉浮者
分类	辛温解表剂、辛凉解表剂、扶正解表剂
使用注意	①不宜久煎。②禁食生冷、油腻之品。③若外邪已入里，或麻疹已透，或疮疡已溃，或虚证水肿，均不宜使用
一级方剂	麻黄汤、桂枝汤、九味羌活汤、小青龙汤、银翘散、桑菊饮、麻黄杏仁甘草石膏汤、败毒散、再造散、加减葳蕤汤

第一节　辛温解表剂

☆ 麻黄汤
《伤寒论》

【组　　成】麻黄　桂枝　杏仁　炙甘草

【歌诀记忆】麻黄汤中用桂枝，杏仁甘草四般施，
　　　　　　发热无汗头项痛，喘而无汗宜服之。

【功　　效】发汗解表，宣肺平喘。

【主　　治】外感风寒表实证。恶寒发热，头身疼痛，无汗而喘，舌
苔薄白，脉浮紧。

【立体记忆】

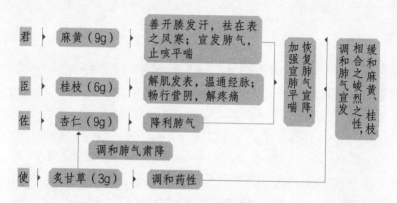

【临床要义】本方是治疗外感风寒表实证的代表方，也是辛温发汗法
的基础方。

【使用注意】本方发汗作用峻烈，不可久服，汗出不尽服余剂。寒性
感冒但有汗者、热性感冒、寒性感冒但体质虚弱者、产妇、失血病人等
均不宜用。

☆桂枝汤
《伤寒论》

【组　　成】桂枝　芍药　炙甘草　生姜　大枣

【歌诀记忆】桂枝汤治太阳风，芍药甘草姜枣同，
　　　　　　解肌发表调营卫，表虚有汗可建功。

【功　　效】解肌发表，调和营卫。

【主　　治】外感风寒表虚证。恶风发热，头痛项强，身痛有汗，鼻鸣干呕，苔白不渴，脉浮缓或浮弱。

【立体记忆】

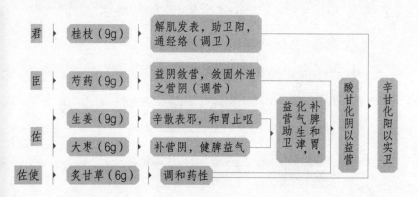

【临床要义】本方是治疗外感风寒表虚证的基础方，也是调和营卫和阴阳的代表方。

【使用注意】表实无汗，或表寒里热，以及温病初起，症见发热口渴者均忌用。

☆九味羌活汤
《此事难知》

【组　　成】羌活　防风　苍术　细辛　川芎　白芷　生地黄　黄芩　甘草

【歌诀记忆】九味羌活用防风，细辛苍芷与川芎，
　　　　　　黄芩生地同甘草，发汗祛湿力量雄。

【功　　效】发汗祛湿，兼清里热。

【主　　治】外感风寒湿邪，内有蕴热证。恶寒发热，无汗，头痛项强，肢体酸楚疼痛，口苦微渴，舌苔白或微黄，脉浮或浮紧。

【立体记忆】

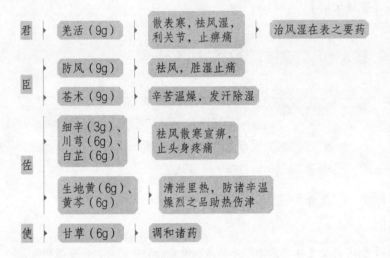

君 ▶ 羌活（9g）　▶ 散表寒，祛风湿，利关节，止痹痛　▶ 治风湿在表之要药

臣
　▶ 防风（9g）　▶ 祛风，胜湿止痛
　▶ 苍术（9g）　▶ 辛苦温燥，发汗除湿

佐
　▶ 细辛（3g）、川芎（6g）、白芷（6g）　▶ 祛风散寒宣痹，止头身疼痛
　▶ 生地黄（6g）、黄芩（6g）　▶ 清泄里热，防诸辛温燥烈之品助热伤津

使 ▶ 甘草（6g）　▶ 调和诸药

【临床要义】本方是治疗外感风寒湿邪，兼清里热的常用方。

【使用注意】风热表证及阴虚内热者不宜用。

☆小青龙汤
《伤寒论》

【组　　成】麻黄　芍药　细辛　干姜　炙甘草　桂枝　五味子半夏

【歌诀记忆】小青龙治痰饮中，麻桂干姜芍草同，
　　　　　　更有夏辛兼五味，温阳化饮此方宏。

【功　　效】解表散寒，温肺化饮。

【主　　治】外寒内饮证。恶寒发热，头身疼痛，无汗，咳喘，痰涎

清稀而量多，胸痞，或干呕，或痰饮喘咳，不得平卧，或身体疼重，头面四肢浮肿，舌苔白滑，脉浮。

【立体记忆】

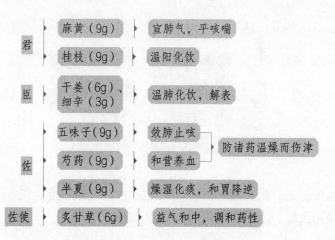

君	麻黄（9g）	宣肺气，平咳喘
	桂枝（9g）	温阳化饮
臣	干姜（6g）、细辛（3g）	温肺化饮，解表
佐	五味子（9g）	敛肺止咳
	芍药（9g）	和营养血
	半夏（9g）	燥湿化痰，和胃降逆
佐使	炙甘草（6g）	益气和中，调和药性

（五味子、芍药：防诸药温燥而伤津）

【临床要义】本方为治疗外感风寒，寒饮内停而致喘咳的常用方。

【使用注意】阴虚干咳无痰或痰热证者不宜用。

止嗽散
《医学心悟》

【组　　成】桔梗　荆芥　紫菀　百部　白前　炒甘草　陈皮

【歌诀记忆】止嗽散用百部菀，白前桔草荆陈研，
　　　　　　宣肺疏风止咳痰，姜汤调服不必煎。

【功　　效】宣利肺气，疏风止咳。

【主　　治】风邪犯肺之咳嗽证。咳嗽咽痒，咯痰不爽，或微恶风发热，舌苔薄白，脉浮缓。

【立体记忆】

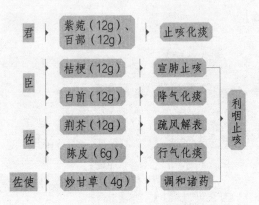

【临床要义】本方为治疗表邪未尽，肺气失宣而致咳嗽的常用方。

【使用注意】阴虚劳嗽或肺热咳嗽者不宜用。

第二节　辛凉解表剂

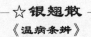

《温病条辨》

【组　　成】连翘　金银花　桔梗　薄荷　竹叶　甘草　荆芥穗　淡豆豉　牛蒡子

【歌诀记忆】银翘散主上焦疴，竹叶荆牛豉薄荷，
　　　　　　甘桔芦根凉解法，辛凉平剂用时多。

【功　　效】辛凉透表，清热解毒。

【主　　治】温病初起。发热，无汗或有汗不畅，微恶寒，头痛口渴，咳嗽咽痛，舌尖红，苔薄白或薄黄，脉浮数。

【立体记忆】

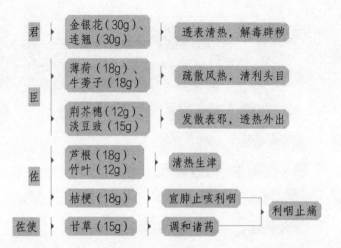

鲜芦根汤煎，香气大出，即取服，勿过煮。

【临床要义】本方是治疗风热初起的常用方。

【使用注意】方中药物多为芳香轻宣之品，不宜久煎。脾胃虚寒，症见腹痛、喜暖、泄泻者慎用。

☆桑菊饮
《温病条辨》

【组　　成】桑叶　菊花　苦杏仁　连翘　薄荷　桔梗　甘草　芦根

【歌诀记忆】桑菊饮中桔梗翘，杏仁甘草薄荷绕，
　　　　　　芦根为引轻清剂，风温咳嗽服之消。

【功　　效】疏风清热，宣肺止咳。

【主　　治】风温初起，邪客肺络证。咳嗽，身热不甚，口微渴，脉浮数。

【立体记忆】

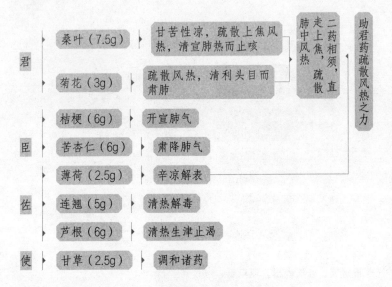

【临床要义】本方是治疗风热犯肺咳嗽的常用方。

【使用注意】风寒感冒者不宜用。因方中药物均为轻清之品，故不宜久煎。

☆麻黄杏仁甘草石膏汤
《伤寒论》

【组　　成】麻黄　杏仁　炙甘草　石膏

【歌诀记忆】麻杏甘草石膏汤，四药组合有专长，
　　　　　　主治邪热壅肺证，辛凉宣泄效力张。

【功　　效】辛凉疏表，清肺平喘。

【主　　治】外感风邪，邪热壅肺证。身热不解，咳逆气急，甚则鼻煽，口渴，有汗或无汗，舌苔薄白或黄，脉浮而数。

【立体记忆】

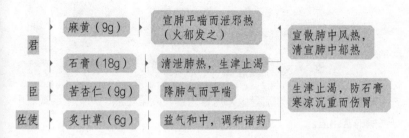

【临床要义】本方为治疗表邪未解，邪热壅肺而致喘咳的基础方。

【使用注意】风寒咳喘、痰热壅盛者不宜用。

柴葛解肌汤
《伤寒六书》

【组　　成】柴胡　葛根　甘草　黄芩　羌活　白芷　芍药　桔梗

【歌诀记忆】陶氏柴葛解肌汤，芩芍甘膏白芷羌，
　　　　　　大枣生姜同桔梗，三阳合病用此方。

【功　　效】解肌清热。

【主　　治】外感风寒，邪郁而化热证。恶寒渐轻，身热增盛，无汗头痛，目疼鼻干，心烦不眠，咽干耳聋，眼眶痛，舌苔薄黄，脉浮微洪。

【立体记忆】

君　▶　葛根（9g）、柴胡（6g）　▶　解肌清热

臣　┌　白芷（3g）、羌活（3g）　▶　散表邪而止诸痛
　　└　黄芩（6g）、石膏（3g）　▶　清泄里热

```
         ┌─► 桔梗（3g） ─► 宣畅肺气
         │
  佐  ─► │   芍药（6g）、大枣（2枚） ─► 益阴养血
         │
         └─► 生姜（3片） ─► 发散风寒

  使  ─► 甘草（3g） ─► 调和诸药
```

【临床要义】本方是治疗太阳风寒未解，入里化热、初犯阳明或三阳合病的常用方。

【使用注意】石膏用量不宜过大，免大寒之性有碍辛凉之品解肌疏散。太阳表邪未入里或里热而见阳明腑实证（大便秘结不通）者均不宜用。

升麻葛根汤
《太平惠民和剂局方》

【组　　成】升麻　白芍　炙甘草　葛根

【歌诀记忆】《局方》升麻葛根汤，芍药甘草合成方，
　　　　　　麻疹初起出不透，解肌透疹此方良。

【功　　效】解肌透疹。

【主　　治】麻疹初起。麻疹初起未发，或发而不透，身热头痛，咳嗽，目赤流泪，口渴，舌红，苔薄而干，脉浮数。

【立体记忆】

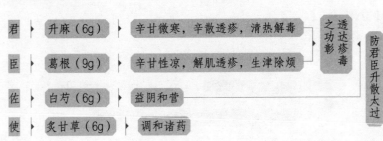

【临床要义】本方是治疗麻疹未发、或发而不透的基础方。

【使用注意】若麻疹已完全出透或由于疹毒内陷而出现咳嗽、气喘、呼吸急促者不宜用。伤寒未入阳明者则不可用。

第三节　扶正解表剂

☆ 败毒散
《太平惠民和剂局方》

【组　　成】柴胡　甘草　桔梗　人参　川芎　茯苓　枳壳　前胡
羌活　独活

【歌诀记忆】人参败毒茯苓芎，羌独柴前枳桔共，
薄荷少许姜三片，益气解表有奇功。

【功　　效】散寒祛湿，益气解表。

【主　　治】气虚，外感风寒湿证。憎寒壮热，头项强痛，肢体酸痛，无汗，鼻塞声重，咳嗽有痰，胸膈痞满，舌淡苔白或腻，脉浮而重按无力。

【立体记忆】

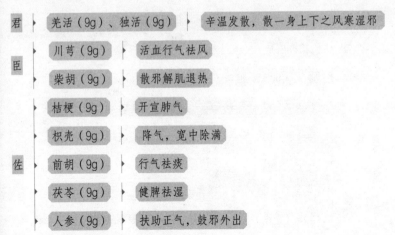

君	羌活（9g）、独活（9g）	辛温发散，散一身上下之风寒湿邪
臣	川芎（9g）	活血行气祛风
	柴胡（9g）	散邪解肌退热
佐	桔梗（9g）	开宣肺气
	枳壳（9g）	降气，宽中除满
	前胡（9g）	行气祛痰
	茯苓（9g）	健脾祛湿
	人参（9g）	扶助正气，鼓邪外出

佐使 ▶ 生姜（3g）、薄荷（2g） ▶ 发散表邪

甘草（9g） ▶ 调和诸药，益气和中

【临床要义】本方是益气解表的常用方。

【使用注意】败毒散辛温香燥，热性感冒及阴虚、血虚感冒者忌用。

参苏饮
《太平惠民和剂局方》

【组　　成】人参　紫苏叶　葛根　半夏　前胡　茯苓　枳壳　桔梗
木香　陈皮　炙甘草

【歌诀记忆】参苏饮内用陈皮，枳壳前胡半夏宜，

　　　　　　干葛木香甘桔茯，内伤外感此方推。

【功　　效】益气解表，理气化痰。

【主　　治】气虚外感，内有痰湿证。恶寒发热，无汗，头痛，鼻塞，
咳嗽痰白，胸脘满闷，倦怠无力，气短懒言，舌苔白，脉弱。

【立体记忆】

君 ▶ 紫苏叶（9g） ▶ 发散表邪，宣肺宽中

臣 ▶ 葛根（9g） ▶ 发散风寒，解肌舒筋

佐 ▶ 半夏（9g）、前胡（9g）、桔梗（6g） ▶ 化痰止咳

▶ 陈皮（6g）、木香（6g）、枳壳（6g） ▶ 理气宽胸

▶ 茯苓（9g） ▶ 健脾渗湿以治生痰之源

▶ 人参（9g） ▶ 益气扶正托邪

使 ▶ 炙甘草（6g） ▶ 调和诸药，兼补气和中

▶ 生姜（7片）、大枣（1枚） ▶ 助发表，益脾

16

【临床要义】本方是治疗气虚外感风寒、内有痰湿证的常用方。

【使用注意】仅有外感风寒兼有痰湿而无气虚者不宜用。

麻黄细辛附子汤
《伤寒论》

【组　　成】麻黄　细辛　炮附子

【歌诀记忆】麻黄细辛附子汤，助阳解表两法彰，

若非表里相兼治，少阴反热曷能康。

【功　　效】助阳解表。

【主　　治】素体阳虚，外感风寒表证。发热，恶寒甚剧，其寒不解，神疲欲寐，脉沉微。

【立体记忆】

君 →	麻黄（6g） →	发汗解表，开泄皮毛	
臣 →	炮附子（9g） →	温肾助阳，振奋阳气	助阳解表，驱逐邪气
佐 →	细辛（3g） →	祛风散寒，解表，温里	

【临床要义】本方是治疗阳虚外感风寒表证的代表方，也是助阳解表的基础方。

【使用注意】若少阴阳虚而见下利清谷、四肢厥逆、脉微欲绝等症，则应遵仲景"先温其里，乃攻其表"的原则，避免误发其汗，而致亡阳危候。

☆再造散
《伤寒六书》

【组　　成】黄芪　人参　桂枝　甘草　熟附子　细辛　羌活　防风　川芎　煨生姜

【歌诀记忆】再造散用参附芪，桂甘羌防芎芍齐，

再加细辛姜枣煮，阳虚寒闭最相宜。

【功　　效】助阳益气，解表散寒。

【主　　治】阳气虚弱，外感风寒表证。恶寒发热，热轻寒重，无汗肢冷，倦怠嗜卧，面色苍白，语声低微，舌淡苔白，脉沉无力或浮大无力。

【立体记忆】

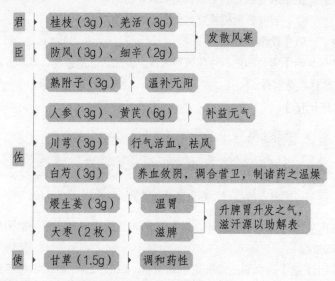

【临床要义】本方是益气助阳解表的常用方。

【使用注意】血虚感寒或温病初起者均不可用。

☆ 加减葳蕤汤
《重订通俗伤寒论》

【组　　成】玉竹　葱白　桔梗　白薇　淡豆豉　薄荷　炙甘草
大枣

18

【歌诀记忆】加减葳蕤用白薇，葱豉薄枣桔甘随，

阴虚外感宜煎服，滋阴解表此方魁。

【功　　效】滋阴解表。

【主　　治】阴虚外感风热证。头痛身热，微恶风寒，无汗或有汗不多，咳嗽，心烦，口渴，咽干，舌红，脉数。

【立体记忆】

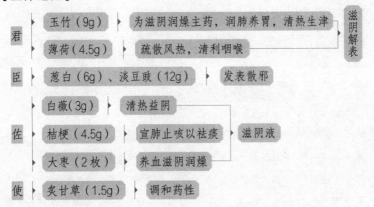

【临床要义】本方是治疗素体阴虚、外感风热的常用方。

【使用注意】外感风热表证无阴虚者禁用。

比较记忆

方名		桂枝汤	麻黄汤
相同点		均有桂枝、炙甘草，同属辛温解表剂，可治外感风寒表证	
不同点	组成	芍药、生姜、大枣	麻黄、苦杏仁
	功效	发汗解表之力逊，调和营卫之功尤著	发汗散寒力强，宣肺平喘
	病证	外感风寒表虚证	外感风寒表实证
	症状	恶风发热，头痛项强，身痛有汗，鼻鸣干呕	恶寒发热，头身疼痛，无汗而喘

方名		桑菊饮	银翘散
相同点		均有连翘、桔梗、甘草、薄荷、芦根，同属辛凉解表剂	
不同点	组成	桑叶、菊花、苦杏仁	金银花、牛蒡子、荆芥穗、淡豆豉、竹叶
	功效	肃肺止咳之力强，为"辛凉轻剂"	解表清热之力强，为"辛凉平剂"
	病证	风温初起，邪客肺络证	温病初起
	症状	咳嗽，身热不甚，口微渴	发热，无汗或有汗不畅，微恶寒，头痛口渴，咽痛咳嗽，舌尖红

方名		麻黄汤	麻黄杏仁甘草石膏汤
相同点		均有麻黄、杏仁、甘草，均治喘咳	
不同点	组成	桂枝	石膏
	功效	发汗解表，宣肺平喘	辛凉疏表，清肺平喘
	病证	外感风寒表实证	外感风邪，邪热壅肺证
	症状	恶寒发热，头身疼痛，无汗而喘	身热不解，咳逆气急，甚至鼻煽，口渴，有汗或无汗

方名		参苏饮	败毒散
相同点		均有前胡、桔梗、枳壳、茯苓、人参、甘草、生姜，均可治气虚外感风寒	
不同点	组成	紫苏叶、葛根、半夏、陈皮、木香、大枣	羌活、独活、川芎、柴胡、薄荷
	功效	益气解表，理气化痰	散寒祛湿，益气解表
	病证	气虚外感，内有痰湿证	气虚，外感风寒湿证
	症状	恶寒发热，无汗，头痛，鼻塞，咳嗽痰白，胸脘满闷，倦怠无力，气短懒言	憎寒壮热，头项强痛，肢体酸痛，无汗，鼻塞声重，咳嗽有痰，胸膈痞满

方名		再造散	麻黄细辛附子汤
相同点		均有附子、细辛，均可助阳解表，治阳虚外感风寒表证	
不同点	组成	黄芪、人参、桂枝、羌活、川芎、防风、白芍、煨生姜、大枣、甘草	麻黄
	功效	助阳益气，解表散寒	助阳解表
	病证	阳气虚弱，复感风寒之证	阳虚感寒、太少两感之证
	症状	恶寒发热，热轻寒重，无汗肢冷，倦怠嗜卧，面色苍白，语言低微	发热，恶寒甚剧，虽厚衣重被，其寒不解，神疲欲寐

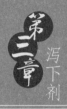
要点速览

概念	凡以泻下药为主组成，具有通便、泻热、攻积、逐水等作用，用以治疗里实证的方剂，统称为泻下剂
立法	属"八法"中之"下法"
适用范围	凡因燥屎内结、冷积不化、瘀血内停、宿食不消、结痰停饮、虫积之脘腹胀满、腹痛拒按、大便秘结或泻利、苔厚、脉沉实等属里实证者
分类	寒下剂、温下剂、润下剂、逐水剂、攻补兼施剂
使用注意	①得效即止，慎勿过剂。②服药期间忌食油腻及不易消化的食物。③表证未解，里未成实者，不宜使用。④年老体虚、孕妇、产妇或月经期，病后伤津，以及亡血者，均应慎用或禁用
一级方剂	大承气汤、大黄牡丹汤、大陷胸汤、温脾汤、济川煎、十枣汤、黄龙汤、新加黄龙汤

第一节　寒下剂

☆大承气汤
《伤寒论》

【组　成】大黄　厚朴　枳实　芒硝

【歌诀记忆】大承气汤用大黄，枳实厚朴芒硝襄，
　　　　　谵语潮热腹满痛，峻下热结此方良。

【功　　效】峻下热结。

【主　　治】①阳明腑实证：大便不通，频转矢气，脘腹痞满，腹痛拒按，按之硬，甚或潮热谵语，手足濈然汗出，舌苔黄燥起刺，或焦黑燥裂，脉沉实。②热结旁流证：下利清水，色纯青，其气臭秽，脐腹疼痛，按之坚硬有块，口舌干燥，脉滑实。③里热实证而见热厥、痉病、发狂。

【立体记忆】

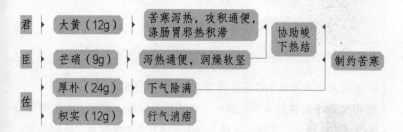

【临床要义】本方是治疗阳明腑实证的代表方，也是寒下法的基础方。

【使用注意】表证未解而肠胃热结未成者不宜用；虽邪热积结壅滞，但正气虚损者，不宜单独使用本方；孕妇禁用。

☆ 大黄牡丹汤
《金匮要略》

【组　　成】大黄　牡丹皮　桃仁　冬瓜子　芒硝

【歌诀记忆】《金匮》大黄牡丹汤，桃仁瓜子烊化芒，
　　　　　肠痈初起痞拒按，散结消肿服之康。

【功　　效】泻热破瘀，散结消肿。

【主　　治】湿热瘀滞之肠痈初起。右下腹疼痛拒按，或右足屈而不伸，伸则痛甚，甚则局部有痞块，或时时发热，自汗恶寒，苔薄腻而黄，脉滑数。

【立体记忆】

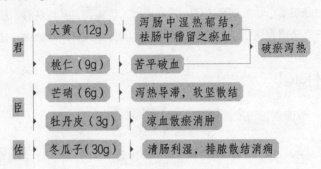

【临床要义】本方是治疗湿热瘀滞之肠痈初起的常用方。

【使用注意】凡重型急性化脓性或坏疽性阑尾炎、阑尾炎并发腹膜炎（或有中毒性休克，或腹腔脓液多者）、婴儿急性阑尾炎、妊娠阑尾炎合并弥漫性腹膜炎等，肠痈溃后，以及老人、孕妇、产后均不宜用。

☆ 大陷胸汤
《伤寒论》

【组　　成】大黄　芒硝　甘遂

【歌诀记忆】大陷胸汤用硝黄，甘遂为末共成方，
　　　　　　擅疗热实结胸证，泻热逐水效专长。

【功　　效】泻热逐水。

【主　　治】大结胸证。心下疼痛，拒按，按之硬，或从心下至少腹硬满疼痛而痛不可近，大便秘结，日晡潮热，或短气烦躁，舌上燥而渴，脉沉紧，按之有力。

【立体记忆】

君 ▶ 甘遂（1g） ▶ 泻热散结，尤善峻下泻水逐饮

臣佐 ┬ ▶ 大黄（10g） ▶ 荡涤胸腹之邪热 ┐
      └ ▶ 芒硝（10g） ▶ 泻热通滞，润燥软坚 ┴ ▶ 泻热破积，软坚通滞

【临床要义】本方是治疗水热互结之大结胸证的代表方。

【使用注意】凡素体虚弱或病后不任攻伐者禁用。

第二节　温下剂

大黄附子汤
《金匮要略》

【组　　成】大黄　炮附子　细辛

【歌诀记忆】大黄附子《金匮》方，散寒通便止痛良，

　　　　　　细辛三味同煎服，功专温下妙非常。

【功　　效】温里散寒，通便止痛。

【主　　治】寒积里实证。腹痛便秘，胁下偏痛，发热，畏寒肢冷，舌苔白腻，脉弦紧。

【立体记忆】

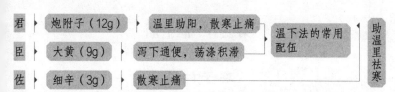

君 ▶ 炮附子（12g） ▶ 温里助阳，散寒止痛 ┐
                                         ├ 温下法的常用配伍 ┐
臣 ▶ 大黄（9g） ▶ 泻下通便，荡涤积滞 ┘   ├ 助温里祛寒
                                                          │
佐 ▶ 细辛（3g） ▶ 散寒止痛 ──────────────────────────┘

【临床要义】本方是温下法的基础方，是治疗寒积里实证的代表方。

【使用注意】大黄用量一般不超过附子。

☆ 温脾汤
《备急千金要方》

【组　　成】当归　干姜　附子　人参　芒硝　大黄　甘草

【歌诀记忆】温脾附子大黄硝，当归干姜人参草，

　　　　　　　寒热并进补兼泻，温通寒积振脾阳。

【功　　效】攻下冷积，温补脾阳。

【主　　治】阳虚冷积证。便秘腹痛，脐周绞痛，手足不温，苔白不渴，脉沉弦而迟。

【立体记忆】

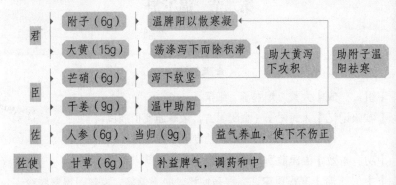

【临床要义】本方是治疗脾阳不足、冷积内停证的常用方。

【使用注意】里实热证不宜用。

第三节　润下剂

麻子仁丸
《伤寒论》

【组　　成】麻子仁　白芍　枳实　大黄　厚朴　苦杏仁

【歌诀记忆】麻子仁丸治脾约，枳朴大黄麻杏芍，

　　　　　　胃燥津枯便难解，润肠泄热功效确。

【功　　效】润肠泄热，行气通便。

【主　　治】脾约证。大便干结，小便频数，脘腹胀痛，舌红苔黄，脉数。

【立体记忆】

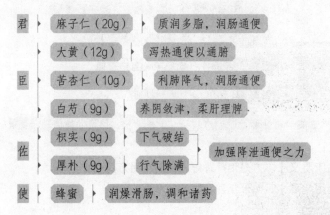

君 ▸ 麻子仁（20g）▸ 质润多脂，润肠通便

　▸ 大黄（12g）▸ 泻热通便以通腑

臣 ▸ 苦杏仁（10g）▸ 利肺降气，润肠通便

　▸ 白芍（9g）▸ 养阴敛津，柔肝理脾

佐 ▸ 枳实（9g）▸ 下气破结 ┐
　　　　　　　　　　　　　├ 加强降泄通便之力
　▸ 厚朴（9g）▸ 行气除满 ┘

使 ▸ 蜂蜜 ▸ 润燥滑肠，调和诸药

蜜和丸。

【临床要义】本方是治疗胃热肠燥便秘的常用方。

【使用注意】孕妇及血虚便秘者均应慎用。

☆ 济川煎
《景岳全书》

【组　　成】当归　牛膝　肉苁蓉　泽泻　升麻　枳壳

【歌诀记忆】济川归膝肉苁蓉，泽泻升麻枳壳从，

　　　　　　肾虚精亏肠中燥，温肾通便法堪宗。

【功　　效】温肾益精，润肠通便。

【主　　治】肾虚便秘。大便秘结，小便清长，腰膝酸冷，舌淡苔白，脉沉迟。

【立体记忆】

君 →	肉苁蓉（6~9g） →	温肾益精，暖腰润肠
臣	当归（9~15g） →	养血和血，润肠通便
	牛膝（6g） →	补肾壮腰，善行于下
佐	枳壳（3g） →	宽肠下气而助通便
	泽泻（4.5g） →	渗利泄浊
佐使 →	升麻（1.5~3g） →	升举清阳，使清升浊降以助通便

【临床要义】本方是治疗肾虚便秘的常用方。

【使用注意】凡热邪伤津及阴虚者忌用。

第四节　逐水剂

☆十枣汤
《伤寒论》

【组　　成】芫花　甘遂　大戟

【歌诀记忆】十枣逐水效堪夸，大戟甘遂与芫花，
　　　　　　悬饮内停胸胁痛，水肿腹胀用无差。

【功　　效】攻逐水饮。

【主　　治】①悬饮。咳唾胸胁引痛，心下痞硬，干呕短气，头痛目

眩，或胸背掣痛不得息，舌苔白滑，脉沉弦。②水肿。一身悉肿，尤以身半以下为重，腹胀喘满，二便不利，脉沉实。

【立体记忆】

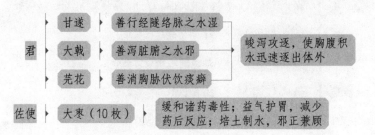

甘遂、大戟、芫花等分为末，以大枣10枚煎汤送服。

【临床要义】本方是峻下逐水法的基础方，是治疗悬饮、水肿实证的代表方。

【使用注意】本方作用峻猛，只可暂用，不宜久服。

舟车丸
《太平圣惠方》，录自《袖珍方》

【组　　成】牵牛子　甘遂　芫花　大戟　大黄　青皮　陈皮　木香　槟榔　轻粉

【歌诀记忆】舟车牵牛及大黄，遂戟芫花又榔香，
　　　　　　青皮陈皮加轻粉，逐水行气效堪良。

【功　　效】行气逐水。

【主　　治】水热内壅，气机阻滞证。水肿水胀，口渴，气粗，腹坚，二便秘涩，舌苔白滑腻，脉沉数有力。

【立体记忆】

君 ▶	甘遂（30g）、大戟（30g）、芫花（30g）	▶	攻逐积水
臣 ▶	牵牛子（120g）、大黄（60g）	▶	荡涤肠胃，逐水泄热
	青皮（15g）	▶	疏肝气而破气散结
	陈皮（15g）	▶	行肺脾之气而畅胸膈
佐使	槟榔（15g）	▶	下气利水而破坚
	木香（15g）	▶	利三焦而导滞
	轻粉（3g）	▶	逐水通便

【临床要义】本方适用于形气俱实的阳水证。

【使用注意】忌与甘草同用。孕妇忌服。

第五节 攻补兼施剂

☆黄龙汤
《伤寒六书》

【组　　成】大黄　芒硝　枳实　厚朴　甘草　人参　当归

【歌诀记忆】黄龙枳朴与硝黄，参归甘桔枣生姜，
　　　　　　阳明腑实气血弱，攻补兼施效力强。

【功　　效】攻下热结，益气养血。

【主　　治】阳明腑实，气血不足证。下利清水，色纯青，或大便秘结，脘腹胀满，腹痛拒按，身热口渴，神倦少气，谵语甚或循衣撮空，神昏肢厥，舌苔焦黄或焦黑，脉虚。

【立体记忆】

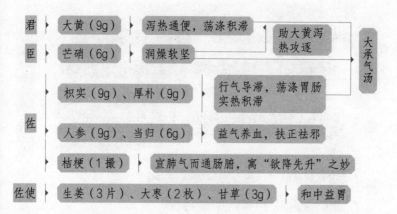

君 → 大黄（9g） → 泻热通便，荡涤积滞 ┐
臣 → 芒硝（6g） → 润燥软坚 ┘ → 助大黄泻热攻逐 → 大承气汤

佐 → 枳实（9g）、厚朴（9g） → 行气导滞，荡涤胃肠实热积滞
佐 → 人参（9g）、当归（6g） → 益气养血，扶正祛邪
佐 → 桔梗（1撮） → 宣肺气而通肠腑，寓"欲降先升"之妙

佐使 → 生姜（3片）、大枣（2枚）、甘草（3g） → 和中益胃

【临床要义】本方是治疗阳明腑实兼气血不足证之基础方。

【使用注意】神识不清的患者不宜口服，应行鼻饲，以防不测。

☆ 新加黄龙汤
《温病条辨》

【组　　成】生地黄　甘草　人参　大黄　芒硝　玄参　麦冬　当归
海参　姜汁

【歌诀记忆】新加黄龙草硝黄，参归麦地玄海姜，
　　　　　　滋阴益气泻热结，腑实未解气阴伤。

【功　　效】泄热通便，滋阴益气。

【主　　治】热结里实，气阴不足证。大便秘结，腹中胀满而硬，神
倦少气，口干咽燥，唇裂舌焦，苔焦黄或焦黑燥裂，脉沉细。

【立体记忆】

君	大黄（9g）、芒硝（3g）	泻热通便，荡涤肠胃实热积滞以攻邪	
臣	人参（4.5g）、当归（4.5g）	益气养血，扶正补虚	制硝、黄峻猛泻下之力
佐	生地黄（15g）、玄参（15g）、麦冬（15g）、海参（2 条）	滋阴养液，既补耗竭之阴液，又能滋润肠燥，以助通便，寓有"增水行舟"之义	
使	甘草（6g）	益气和中，顾护胃气	
	姜汁（6 匙）	和胃，降逆止呕	

【临床要义】本方是扶正通便的代表方。

【使用注意】冷积便秘者慎用。

增液承气汤
《温病条辨》

【组　　成】玄参　麦冬　生地黄　大黄　芒硝

【歌诀记忆】增液承气用黄硝，玄参麦地五药挑，
　　　　　　热结阴亏大便秘，增水行舟此方宜。

【功　　效】滋阴增液，泻热通便。

【主　　治】阳明热结阴亏证。大便秘结，下之不通，脘腹胀满，口干唇燥，舌红苔黄，脉细数。

【立体记忆】

君 ▶ 玄参（30g）▶ 滋阴降火，泄热软坚 ┐
                                    ├ 助君药滋阴增液，
臣 ▶ 麦冬（24g）、生地黄（24g）   ┘ 泄热降火

佐 ▶ 大黄（9g）、芒硝（4.5g）▶ 泄热通便，软坚润燥

【临床要义】本方是治疗热结阴亏、肠燥便秘证的基础方。

【使用注意】产后血虚、老年肾虚之便秘者不宜用。

增液汤
《温病条辨》

【组　　成】玄参　麦冬　生地黄

【歌诀记忆】增液玄参与地冬，热病津枯便不通，
　　　　　　补药之体作泻剂，但非重用不为功。

【功　　效】增液润燥。

【主　　治】阳明温病，津亏肠燥便秘证。大便秘结，口渴，舌干红，脉细数或沉而无力者。

【立体记忆】

君 ▶ 玄参（30g）▶ 清热养阴生津，启肾水以滋肠燥

臣 ┬ 生地黄（24g）▶ 清热滋阴，壮水生津
　 └ 麦冬（24g）▶ 滋肺增液，生津润肠以润燥

【临床要义】本方为治疗热病伤津、肠燥便秘证之基础方，是增水行舟法之代表方。

【使用注意】阳明里实热结所致便秘者非本方所宜。

方名		大承气汤	调胃承气汤
相同点		均有大黄、芒硝，均可泻热通便，主治阳明腑实之证	
不同点	组成	厚朴、枳实	炙甘草
	功效	峻下热结	缓下热结
	病证	痞、满、燥、实之阳明腑实重证	以燥实为主之阳明热结证
	症状	①大便不通，频转矢气，脘腹痞满，腹痛拒按，按之硬，甚或潮热谵语，手足濈然汗出。②下利清水，色纯青，其气臭秽，脐腹疼痛，按之坚硬有块。③热厥、痉病或发狂等	大便不通，口渴心烦，蒸蒸发热，或腹中胀满；以及胃肠热盛而致发斑吐衄，口齿咽喉肿痛等

方名		大陷胸汤	大承气汤
相同点		均为寒下峻剂，均用大黄、芒硝泻热攻下	
不同点	组成	甘遂	厚朴、枳实
	功效	泻热逐水	峻下热结
	病证	大结胸证	①阳明腑实证。②热结旁流证。③里热实证
	症状	心下疼痛，拒按，按之硬，或从心下至少腹硬满疼痛而痛不可近，大便秘结，日晡潮热，或短气烦躁，舌上燥而渴	①大便不通，频转矢气，脘腹痞满，腹痛拒按，按之硬，甚或潮热谵语，手足濈然汗出。②下利清水，色纯青，其气臭秽，脐腹疼痛，按之坚硬有块。③热厥、痉病或发狂等

方名	温脾汤	大黄附子汤
相同点	均有大黄、附子，同为温下剂，皆具温阳泻下、攻下寒积之功，用治寒积腹痛便秘	

	组成	芒硝、当归、干姜、人参、甘草	细辛
不同点	功效	攻下冷积，温补脾阳	温里散寒，通便止痛
	病证	脾阳不足、冷积阻滞之便秘腹痛，证属虚中夹实	寒积腹痛之里实证
	症状	便秘腹痛，脐周绞痛，手足不温	腹痛便秘，胁下偏痛，发热，畏寒肢冷

方名	新加黄龙汤	黄龙汤
相同点	均有大黄、芒硝、人参、当归、甘草、生姜，均为攻补兼施之剂	

	组成	生地黄、玄参、麦冬、海参	枳实、厚朴、桔梗、大枣
不同点	功效	泄热通便，滋阴益气	攻下热结，益气养血
	病证	热结里实，气阴不足证	阳明腑实，气血不足证
	症状	大便秘结，腹中胀满而硬，神倦少气，口干咽燥，唇裂舌焦	下利清水，色纯青，或大便秘结，脘腹胀满，腹痛拒按，身热口渴，神倦少气，谵语甚或循衣撮空，神昏肢厥

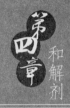

要点速览

概念	凡以和解少阳、调和肝脾、调和寒热等作用为主，用于治疗伤寒邪在少阳、肝脾不和、寒热错杂的方剂，统称和解剂
立法	属"八法"中之"和法"
适用范围	少阳证，肝郁脾虚、肝脾不和以及寒热互结、肠胃不和等证
分类	和解少阳剂、调和肝脾剂、调和寒热剂
使用注意	①邪在肌表，未入少阳，或邪已入里，阳明热盛者，不宜使用。②劳倦内伤、气血虚弱等纯虚证者，不宜使用
一级方剂	小柴胡汤、蒿芩清胆汤、四逆散、逍遥散、半夏泻心汤

第一节　和解少阳剂

☆小柴胡汤
《伤寒论》

【组　　成】柴胡　黄芩　人参　炙甘草　半夏　生姜　大枣

【歌诀记忆】小柴胡汤和解功，半夏人参甘草从，
　　　　　　更用黄芩加姜枣，少阳百病此为宗。

【功　　效】和解少阳。

【主　　治】①伤寒少阳证。往来寒热，胸胁苦满，默默不欲饮食，心烦喜呕，口苦，咽干，目眩，舌苔薄白，脉弦。②妇人中风，热入血室。经水适断，寒热发作有时。③疟疾、黄疸等病而见少阳证者。

【立体记忆】

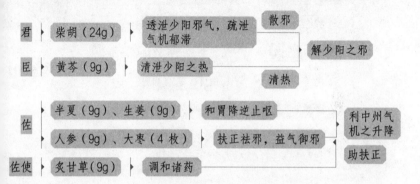

【临床要义】本方为治疗少阳病的基础方，是和解少阳法的代表方。

【使用注意】阴虚血少者不宜用。

☆ 蒿芩清胆汤

《通俗伤寒论》

【组　　成】青蒿脑　竹茹　仙半夏　赤茯苓　黄芩　枳壳　陈皮　碧玉散（滑石、甘草、青黛）

【歌诀记忆】俞氏蒿芩清胆汤，陈皮半夏竹茹襄，
　　　　　　赤苓枳壳兼碧玉，湿热轻宣此法良。

【功　　效】清胆利湿，和胃化痰。

【主　　治】少阳湿热痰浊证。寒热如疟，寒轻热重，口苦膈闷，吐酸苦水，或呕黄涎而黏，甚则干呕呃逆，胸胁胀痛，小便黄少，舌红苔白腻，间现杂色，脉数而右滑左弦。

【立体记忆】

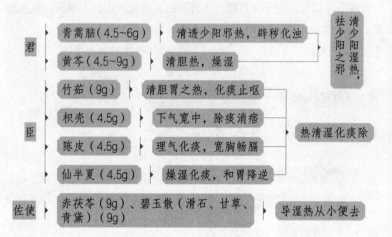

【临床要义】本方为治疗少阳湿热证的代表方。

【使用注意】气血不足，时寒时热者不宜用。

第二节 调和肝脾剂

☆ **四逆散**

《伤寒论》

【组　　成】炙甘草　枳实　柴胡　白芍

【歌诀记忆】四逆散里用柴胡，白芍枳实甘草须，
　　　　　　此是阳郁成厥逆，疏肝理脾奏效奇。

【功　　效】透邪解郁，疏肝理脾。

【主　　治】①阳郁厥逆证。手足不温，或腹痛，或泄利下重，脉弦。②肝脾不和证。胁肋胀痛，脘腹疼痛，脉弦。

【立体记忆】

君 ▶ 柴胡（6g）▶ 升发阳气，疏肝解郁，透邪外出

使柴胡升散而无耗伤阴血之弊

臣 ▶ 白芍（6g）▶ 敛阴，养血柔肝

佐 ▶ 枳实（6g）▶ 理气解郁，泄热破结

佐使 ▶ 炙甘草（6g）▶ 调和诸药，益脾和中

增舒畅气机之功，奏升清降浊之效

白饮（米汤）和服，取中气和则阴阳之气自相顺接之意。

【临床要义】本方原治疗阳郁厥逆之证，后拓展为疏肝理脾之基础方。

【使用注意】里热炽盛之热厥、真阳衰之寒厥者不可用。

☆ 逍遥散
《太平惠民和剂局方》

【组　　成】炙甘草　当归　茯苓　白芍　白术　柴胡

【歌诀记忆】逍遥散用当归芍，柴苓术草加姜薄，
　　　　　　肝郁血虚脾气弱，调和肝脾功效卓。

【功　　效】疏肝解郁，养血健脾。

【主　　治】肝郁血虚脾弱证。两胁作痛，头痛目眩，口燥咽干，神疲食少，或往来寒热，或月经不调，乳房胀痛，脉弦而虚。

【立体记忆】

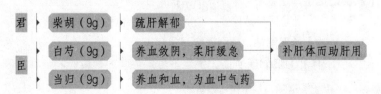

君 ▶ 柴胡（9g）▶ 疏肝解郁

臣 ▶ 白芍（9g）▶ 养血敛阴，柔肝缓急
　　▶ 当归（9g）▶ 养血和血，为血中气药

补肝体而助肝用

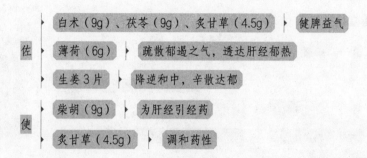

		白术（9g）、茯苓（9g）、炙甘草（4.5g）	健脾益气
佐	薄荷（6g）	疏散郁遏之气，透达肝经郁热
	生姜3片	降逆和中，辛散达郁
使	柴胡（9g）	为肝经引经药
	炙甘草（4.5g）	调和药性

【临床要义】本方为治疗肝郁血虚脾弱证之基础方，亦为妇科调经之常用方。

【使用注意】情志不遂之抑郁者应辅以心理治疗。

痛泻要方
《丹溪心法》

【组　　成】炒白术　炒白芍　炒陈皮　防风

【歌诀记忆】痛泻要方用陈皮，术芍防风共成剂，
　　　　　　肠鸣泄泻又腹痛，治在抑肝与扶脾。

【功　　效】补脾柔肝，祛湿止泻。

【主　　治】脾虚肝郁之痛泻。肠鸣腹痛，大便泄泻，泻必腹痛，泻后痛缓，舌苔薄白，脉两关不调，左弦而右缓。

【立体记忆】

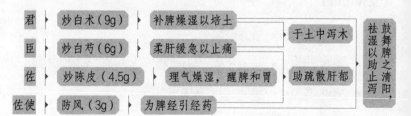

君	炒白术（9g）	补脾燥湿以培土	于土中泻木	祛湿以助止泻	鼓舞脾之清阳
臣	炒白芍（6g）	柔肝缓急以止痛			
佐	炒陈皮（4.5g）	理气燥湿，醒脾和胃	助疏散肝郁		
佐使	防风（3g）	为脾经引经药			

【临床要义】本方为治疗肝旺乘脾、肝脾不和之痛泻的代表方。

【使用注意】湿热泻利不宜用。

第三节　调和寒热剂

☆半夏泻心汤
《伤寒论》

【组　　成】半夏　黄芩　干姜　人参　黄连　大枣　炙甘草

【歌诀记忆】半夏泻心黄连芩，干姜甘草与人参，

　　　　　　大枣合之治虚痞，法在降阳而和阴。

【功　　效】寒热平调，散结除痞。

【主　　治】寒热互结之痞证。心下痞，但满而不痛，或呕吐，肠鸣下利，舌苔腻而微黄。

【立体记忆】

君	半夏（12g）	散结除痞，降逆止呕
臣	干姜（9g）	温中散寒
	黄芩（9g）、黄连（3g）	泄热开痞
佐	人参（9g）、大枣（4枚）	益气补脾
佐使	炙甘草（9g）	补脾和中而调和诸药

【临床要义】本方既为治疗中气虚弱、寒热互结、升降失常之基础方，又是寒热平调、辛开苦降、散结除痞法的代表方。

【使用注意】气滞、食积、痰结所致实痞者不宜用。

41

方名	蒿芩清胆汤		小柴胡汤
相同点		均有黄芩、半夏、甘草，均可和解少阳，均适用于症见往来寒热，胸胁不适者	
不同点	组成	青蒿脑、竹茹、枳壳、陈皮、赤茯苓、滑石、青黛	柴胡、生姜、人参、大枣
	功效	兼有清热利湿、理气化痰	兼有益气扶正
	病证	少阳湿热痰浊证	①伤寒少阳证。②妇人中风，热入血室。③疟疾、黄疸等病而见少阳证者
	症状	寒热如疟，寒轻热重，口苦膈闷，吐酸苦水，或呕黄涎而黏，甚则干呕呃逆，胸胁胀痛，小便黄少	往来寒热，胸胁苦满，默默不欲饮食，心烦喜呕，口苦、咽干、目眩。经水适断，寒热发作有时

方名	小柴胡汤		四逆散
相同点		均为和解剂，同用柴胡、炙甘草	
不同点	组成	黄芩、半夏、生姜、人参、大枣	枳实、白芍
	功效	配黄芩解表清热之力更强。和解少阳之基础方	配枳实、白芍，升清降浊、疏肝理脾作用较著。调和肝脾之基础方
	病证	胆胃不和，胃虚气逆	阳郁厥逆证、肝脾不和证
	症状	往来寒热，胸胁苦满，默默不欲饮食，心烦喜呕，口苦、咽干、目眩。妇人中风、热入血室。经水适断，寒热发作有时。疟疾、黄疸等病而见少阳证者	手足不温，或腹痛，或泄利下重。胁肋胀痛，脘腹疼痛

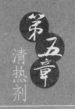

第五章　清热剂

概念	凡以清热药为主组成，具有清热、泻火、凉血、解毒等作用为主，用于治疗里热证的方剂，统称清热剂
立法	属于"八法"中之"清法"
适用范围	里热证
分类	清气分热剂、清营凉血剂、气血两清剂、清热解毒剂、清脏腑热剂、清虚热剂
使用注意	要辨别里热所在部位及热证之真假、虚实
一级方剂	白虎汤、竹叶石膏汤、清营汤、犀角地黄汤、清瘟败毒饮、凉膈散、普济消毒饮、仙方活命饮、龙胆泻肝汤、左金丸、泻白散、清胃散、玉女煎、芍药汤、青蒿鳖甲汤

第一节　清气分热剂

☆ 白虎汤
《伤寒论》

【组　　成】石膏　知母　炙甘草　粳米

【歌诀记忆】白虎汤用石膏偎，知母甘草粳米陪，

亦有加入人参者，躁烦热渴舌生苔。

【功　　效】清热生津。

【主　　治】气分热盛证。壮热面赤，烦渴引饮，汗出恶热，脉洪大有力。

【立体记忆】

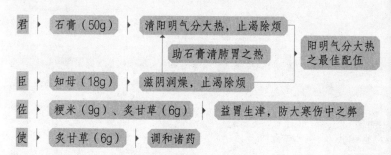

君	▶	石膏（50g）	▶	清阳明气分大热，止渴除烦
臣	▶	知母（18g）	▶	滋阴润燥，止渴除烦
佐	▶	粳米（9g）、炙甘草（6g）	▶	益胃生津，防大寒伤中之弊
使	▶	炙甘草（6g）	▶	调和诸药

助石膏清肺胃之热 ▶ 阳明气分大热之最佳配伍

【临床要义】本方为治疗伤寒阳明经证，或温病气分热盛证之基础方。

【使用注意】①"伤寒脉浮，发热无汗，其表不解者，不可与白虎汤。"②四大禁忌证："若其人脉浮弦而细者，不可与也；脉沉者，不可与也；口不渴者，不可与也；汗不出者，不可与也。"

☆ 竹叶石膏汤
《伤寒论》

【组　　成】竹叶　石膏　半夏　麦冬　人参　炙甘草　粳米

【歌诀记忆】竹叶石膏汤人参，麦冬半夏竹叶灵，

甘草生姜兼粳米，暑烦热渴脉虚寻。

【功　　效】清热生津，益气和胃。

【主　　治】伤寒、温病、暑病余热未清，气阴两伤证。身热多汗，

心胸烦闷，气逆欲呕，口干喜饮，虚羸少气，或虚烦不寐，舌红苔少，脉虚数。

【立体记忆】

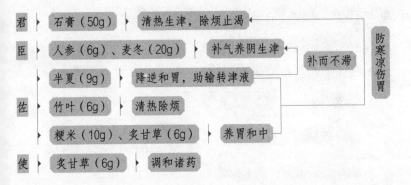

【临床要义】本方为治疗热病后期，余热未清，气阴耗伤证之常用方。

【使用注意】正盛邪实、大热未衰者不宜用。

第二节　清营凉血剂

☆ 清营汤
《温病条辨》

【组　　成】犀角（水牛角代）　生地黄　玄参　竹叶心　麦冬　丹参　黄连　金银花　连翘

【歌诀记忆】清营汤治热传营，脉数舌绛辨分明，
　　　　　　犀地银翘玄连竹，丹麦清热更护阴。

【功　　效】清营解毒，透热养阴。

【主　　治】热入营分证。身热夜甚，神烦少寐，时有谵语，目常喜开或喜闭，不渴或口渴，斑疹隐隐，舌绛而干，脉细数。

【立体记忆】

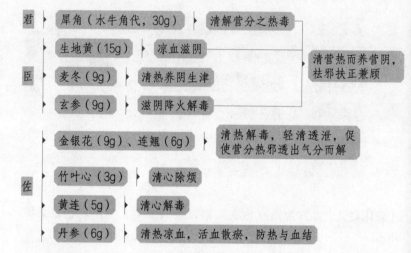

【临床要义】本方为"透营转气"法之代表方，为治疗热邪初入营分之常用方。

【使用注意】湿重者忌用。

☆犀角地黄汤
《外台秘要》

【组　　成】芍药　生地黄　牡丹皮　犀角（水牛角代）

【歌诀记忆】犀角地黄芍药丹，血升胃热火邪干，
斑黄阳毒皆堪治，或益柴芩总伐肝。

【功　　效】清热解毒，凉血散瘀。

【主　　治】热入血分证。身热谵语，斑色紫黑，或吐血、衄血、便血、尿血，舌深绛起刺，脉数；或喜忘如狂，或漱水不欲咽，或大便色黑易解。

【立体记忆】

君	▶	犀角（水牛角代，30g）	▶	凉血清心而解热毒
臣	▶	生地黄（24g）	▶	凉血滋阴，助君药清热凉血，复已失之阴血
佐	▶	芍药（9g）、牡丹皮（12g）	▶	清热凉血，活血散瘀

【临床要义】本方为治疗温热病热入血分证的基础方。

【使用注意】阳虚失血、脾胃虚弱者慎用。

第三节　气血两清剂

☆清瘟败毒饮
《疫疹一得》

【组　　成】生石膏　生地黄　犀角（水牛角代）　黄连　栀子　桔梗　黄芩　知母　赤芍　玄参　连翘　竹叶　甘草　牡丹皮

【歌诀记忆】清瘟败毒地连芩，丹石栀甘竹叶寻，
　　　　　　犀角玄翘知芍桔，瘟邪泻毒亦滋阴。

【功　　效】清热解毒，凉血泻火。

【主　　治】温病气血两燔证。大热渴饮，头痛如劈，干呕狂躁，谵语神昏；或发斑疹，或吐血、衄血；四肢或抽搐，或厥逆；舌绛唇焦，脉沉细而数，或沉数，或浮大而数。

【立体记忆】

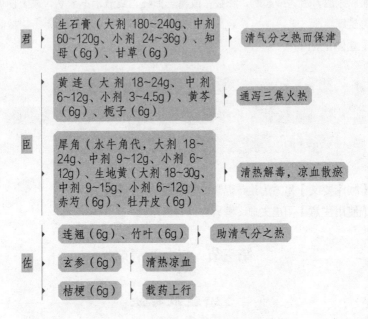

君 → 生石膏（大剂 180~240g、中剂 60~120g、小剂 24~36g）、知母（6g）、甘草（6g） → 清气分之热而保津

臣 → 黄连（大剂 18~24g、中剂 6~12g、小剂 3~4.5g）、黄芩（6g）、栀子（6g） → 通泻三焦火热

臣 → 犀角（水牛角代，大剂 18~24g、中剂 9~12g、小剂 6~12g）、生地黄（大剂 18~30g、中剂 9~15g、小剂 6~12g）、赤芍（6g）、牡丹皮（6g） → 清热解毒，凉血散瘀

佐 → 连翘（6g）、竹叶（6g） → 助清气分之热

→ 玄参（6g） → 清热凉血

→ 桔梗（6g） → 载药上行

【临床要义】本方为治疗热毒充斥，气血两燔之代表方。

【使用注意】素体阳虚或脾胃虚弱者忌用。

第四节 清热解毒剂

黄连解毒汤
《外台秘要》

【组　　成】黄连　黄芩　黄柏　栀子

【歌诀记忆】黄连解毒汤四味，黄柏黄芩栀子备，

躁狂大热呕不眠，吐衄斑黄均可使。

48

【功　　效】泻火解毒。

【主　　治】三焦火毒热盛证。大热烦躁，口燥咽干，错语不眠；或热病吐血、衄血；或热盛发斑，或身热下痢，或湿热黄疸；或外科痈疡疔毒，小便黄赤，舌红苔黄，脉数有力。

【立体记忆】

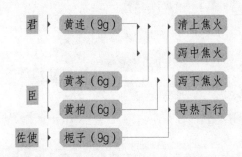

【临床要义】本方为"苦寒直折"法之代表方，清热解毒之基础方。

【使用注意】非火盛者不宜用。

☆ **凉膈散**
《太平惠民和剂局方》

【组　　成】大黄　芒硝　炙甘草　山栀子仁　薄荷　黄芩　连翘

【歌诀记忆】凉膈硝黄栀子翘，黄芩甘草薄荷饶，
　　　　　　竹叶蜜煎疗膈上，中焦燥实服之消。

【功　　效】泻火通便，清上泄下。

【主　　治】上中二焦火热证。烦躁口渴，面赤唇焦，胸膈烦热，口舌生疮，睡卧不宁，谵语狂妄，或咽痛吐衄，便秘溲赤，或大便不畅，舌红苔黄，脉滑数。

【立体记忆】

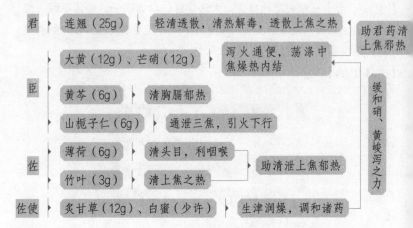

【临床要义】本方为治疗上、中二焦火热炽盛证之常用方，亦为"以泻代清"法之代表方。

【使用注意】本方虽有通腑之力，然其重在清泄胸膈之热，即使无大便秘结，但胸膈灼热如焚者，亦可用之。

────────── ☆ **普济消毒饮** ──────────
《东垣试效方》

【组　　成】黄芩　黄连　人参　陈皮　玄参　甘草　连翘　牛蒡子
板蓝根　马勃　僵蚕　升麻　柴胡　桔梗

【歌诀记忆】普济消毒芩连鼠，玄参甘桔板蓝根，
　　　　　　升柴马勃连翘陈，薄荷僵蚕为末咀，
　　　　　　或加人参及大黄，大头天行力能御。

【功　　效】清热解毒，疏风散邪。

【主　　治】大头瘟。恶寒发热，头面红肿焮痛，目不能开，咽喉不

利，舌燥口渴，舌红苔白兼黄，脉浮数有力。

【立体记忆】

君 ▶	黄连（15g）、黄芩（15g）	▶	清热泻火解毒，祛上焦头面热毒

臣 ▶	升麻（2g）、柴胡（6g）	▶	疏散风热，引诸药上达头面，且寓"火郁发之"之意

佐

	牛蒡子（3g）、连翘（3g）、僵蚕（2g）	▶	疏散头面风热，兼清热解毒
	玄参（6g）、马勃（3g）、板蓝根（3g）	▶	清热解毒利咽
	甘草（6g）、桔梗（6g）	▶	清利咽喉，且桔梗载药上行
	陈皮（6g）	▶	理气疏壅，散邪消肿
	人参（9g）	▶	补气扶正祛邪

使 ▶	甘草（6g）	▶	调和药性

【临床要义】本方为治疗大头瘟之代表方。

【使用注意】本方为苦寒之剂，不宜久服或过量服用。非火盛者不宜用。

☆仙方活命饮

《校注妇人良方》

【组　　成】白芷　贝母　防风　赤芍　当归尾　甘草　皂角刺
炙穿山甲　天花粉　乳香　没药　金银花　陈皮

【歌诀记忆】仙方活命金银花，防芷归陈草芍加，
　　　　　　贝母天花兼乳没，穿山皂刺酒煎佳，
　　　　　　一切痈毒能溃散，溃后忌服用勿差。

【功　　效】清热解毒，消肿溃坚，活血止痛。

【主　　治】痈疡肿毒初起。红肿焮痛，或身热凛寒，苔薄白或黄，脉数有力。

【立体记忆】

君	▶	金银花（9g）	▶	清热解毒疗疮，为"疮疡圣药"
臣	▶	当归尾（6g）、赤芍（6g）、乳香（6g）、没药（6g）、陈皮（9g）	▶	行气活血通络，消肿止痛
佐	▶	白芷（6g）、防风（6g）	▶	疏风散表，以助散结消肿
	▶	贝母（6g）、天花粉（6g）	▶	清热化痰散结
	▶	炙穿山甲（6g）、皂角刺（6g）	▶	通行经络，透脓溃坚
佐使	▶	甘草（6g）	▶	清热解毒，和中调药
	▶	酒	▶	活血而助药力直达病所

【临床要义】本方为"疮疡之圣药，外科之首方"，适用于阳证而体实的各种疮疡肿毒。

【使用注意】本方用于痈肿未溃之前，若已溃者不宜用；且性偏寒凉，阴证疮疡忌用。

五味消毒饮
《医宗金鉴》

【组　　成】金银花　野菊花　蒲公英　紫花地丁　紫背天葵子

【歌诀记忆】五味消毒疗诸疔，银花野菊蒲公英，
　　　　　　紫花地丁天葵子，煎加酒服效非轻。

【功　　效】清热解毒，消散疔疮。

【主　　治】火毒结聚之疔疮。疔疮初起，发热恶寒，疮形似粟，坚硬根深，状如铁钉，以及痈疡疖肿，局部红肿热痛，舌红苔黄，脉数。

52

【立体记忆】

君 ▶ 金银花（30g）▶ 清热解毒，消散痈疮，为治痈之要药

臣
- 蒲公英（12g）▶ 清热解毒，兼能消痈散结，治一切疗疮痈疡红肿热痛诸证
- 紫花地丁（12g）▶ 清热解毒，凉血消痈

佐 ▶ 野菊花（12g）、紫背天葵子（12g）▶ 清热解毒而治痈疮疔毒

【临床要义】本方为治疗火毒疔疮之常用方。

【使用注意】治疗时不宜加用发散之品；脾胃虚弱、大便溏薄者慎用；阴疽肿痛者慎用。

四妙勇安汤
《验方新编》

【组　　成】金银花　玄参　当归　甘草

【歌诀记忆】四妙勇安金银花，玄参甘草当归加，
　　　　　　清热解毒兼活血，热毒脱疽效堪夸。

【功　　效】清热解毒，活血止痛。

【主　　治】热毒炽盛之脱疽。患肢暗红微肿灼热，疼痛剧烈，久则溃烂腐臭，甚则脚趾节节脱落，延及足背，烦热口渴，舌红，脉数。

【立体记忆】

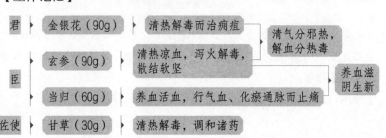

君 ▶ 金银花（90g）▶ 清热解毒而治痈疽 ┐
　　　　　　　　　　　　　　　　　　　├ 清气分邪热，解血分热毒 ┐
臣 玄参（90g）▶ 清热凉血，泻火解毒，散结软坚 ┘　　　　　　　　├ 养血滋阴生新
　　当归（60g）▶ 养血活血，行气血、化瘀通脉而止痛 ┘

佐使 ▶ 甘草（30g）▶ 清热解毒，调和诸药

53

【临床要义】本方为治疗热毒脱疽之代表方。

【使用注意】本方需要大剂连服，不可缺味；寒凝之象显著者不宜用。

第五节　清脏腑热剂

导赤散
《小儿药证直诀》

【组　　成】生地黄　木通　甘草梢

【歌诀记忆】导赤散竹甘通地，心经有热小肠火，

　　　　　　心胸有热小便痛，清上利下功用卓。

【功　　效】清心利水养阴。

【主　　治】心经火热证。心胸烦热，口渴面赤，意欲冷饮，口舌生疮。或心热移于小肠，小便赤涩刺痛，舌红，脉数。

【立体记忆】

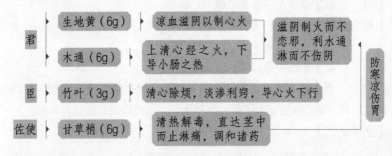

生地黄、木通、甘草梢为末，每服取9g，入竹叶，水煎服，食后温服。

【临床要义】本方为治疗心经火热证的常用方，又是体现清热利水养阴法的基础方。

【使用注意】方中木通苦寒，生地黄阴柔寒凉，故脾胃虚弱者慎用。

☆ 龙胆泻肝汤

《医方集解》

【组　　成】龙胆　黄芩　栀子　泽泻　木通　车前子　当归　生地黄　柴胡　甘草

【歌诀记忆】龙胆泻肝柴芩栀，泽泻木通车前子，
　　　　　　生地当归与甘草，肝胆湿热皆能治。

【功　　效】清泻肝胆实火，清利肝经湿热。

【主　　治】①肝胆实火上炎证。头痛目赤，胁痛，口苦，耳聋，耳肿，舌红苔黄，脉弦数有力。②肝经湿热下注证。阴肿，阴痒，筋痿，阴汗，小便淋浊，或妇女带下黄臭，舌红苔黄腻，脉弦数有力。

【立体记忆】

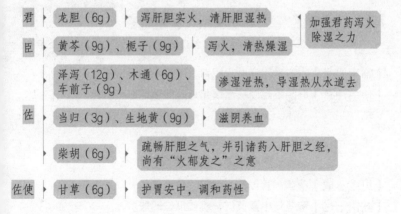

君	▶ 龙胆（6g）	▶ 泻肝胆实火，清肝胆湿热	◀ 加强君药泻火除湿之力
臣	▶ 黄芩（9g）、栀子（9g）	▶ 泻火，清热燥湿	
佐	▶ 泽泻（12g）、木通（6g）、车前子（9g）	▶ 渗湿泄热，导湿热从水道去	
	▶ 当归（3g）、生地黄（9g）	▶ 滋阴养血	
	▶ 柴胡（6g）	▶ 疏畅肝胆之气，并引诸药入肝胆之经，尚有"火郁发之"之意	
佐使	▶ 甘草（6g）	▶ 护胃安中，调和药性	

【临床要义】本方为治肝胆实火上炎，肝经湿热下注的常用方。

【使用注意】脾胃虚寒或阴虚阳亢者不宜用。

☆ 左金丸
《丹溪心法》

【组　　成】黄连　吴茱萸

【歌诀记忆】左金六一黄连萸，肝胃湿热酸呕逆，
　　　　　　再加芍药名戊己，胃酸胃痛皆适宜。

【功　　效】清泻肝火，降逆止呕。

【主　　治】肝火犯胃证。胁肋疼痛，嘈杂吞酸，呕吐口苦，舌红苔黄，脉弦数。

【立体记忆】

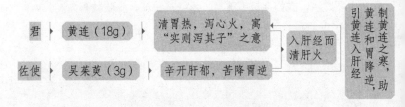

【临床要义】本方是治疗肝火犯胃，肝胃不和证的常用方。

【使用注意】肝阴不足胁痛者慎用，吐酸属虚寒者忌用。

苇茎汤
《外台秘要》引《古今录验方》

【组　　成】苇茎　薏苡仁　桃仁　冬瓜仁

【歌诀记忆】苇茎汤中薏苡仁，桃仁瓜仁四般济，
　　　　　　治疗肺热痈脓证，临证加减功用奇。

【功　　效】清肺化痰，逐瘀排脓。

【主　　治】热毒壅滞，痰瘀互结之肺痈证。身有微热，咳嗽痰多，甚则咳吐腥臭脓血，胸中隐隐作痛，舌红苔黄腻，脉滑数。

【立体记忆】

君	苇茎（60g）	善清肺热，为治肺痈之要药	
臣	冬瓜仁（24g）	清热化痰，利湿排脓	清肺宣壅，涤痰排脓
	薏苡仁（30g）	上清肺热而排脓，下利肠胃而渗湿	
佐	桃仁（9g）	活血逐瘀以助消痈，润燥滑肠而通下	

【临床要义】本方为治肺痈之常用方，不论肺痈之将成或已成均可用。
【使用注意】孕妇慎用。

☆ 泻白散
《小儿药证直诀》

【组　　成】地骨皮　桑白皮　炙甘草
【歌诀记忆】泻白桑皮地骨皮，甘草粳米四般齐，
　　　　　　肺热阴虚咳喘证，清肺养肺喘咳宜。
【功　　效】清泻肺热，止咳平喘。
【主　　治】肺热喘咳证。气喘咳嗽，皮肤蒸热，日晡尤甚，舌红苔黄，脉细数。
【立体记忆】

君	桑白皮（30g）	清泻肺热，泻肺气，止咳平喘	
臣	地骨皮（30g）	助君药清降肺中伏火	金清气肃
佐使	炙甘草（3g）、粳米（1撮）	养胃和中，培土生金，扶肺气，调药性	

【临床要义】本方为治疗肺有伏火郁热喘咳之常用方。

【使用注意】风寒咳嗽或肺虚喘咳者不宜用。

☆ 清胃散
《脾胃论》

【组　　成】生地黄　当归身　牡丹皮　黄连　升麻

【歌诀记忆】清胃散中当归连，生地丹皮升麻全，

或加石膏泻胃火，能消牙痛与牙宣。

【功　　效】清胃凉血。

【主　　治】胃火牙痛。牙痛牵引头疼，面颊发热，其齿喜冷恶热，或牙宣出血，或牙龈红肿溃烂，或唇舌腮颊肿痛，口气热臭，口干舌燥，舌红苔黄，脉滑数。

【立体记忆】

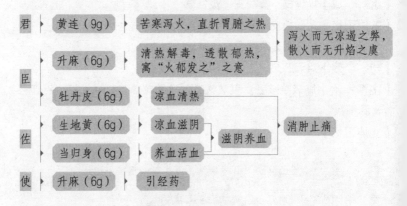

【临床要义】本方为治胃火牙痛的常用方。

【使用注意】牙痛属风寒及肾虚火炎者不宜用。

☆ 玉女煎
《景岳全书》

【组　　成】石膏　熟地黄　麦冬　知母　牛膝

【歌诀记忆】玉女石膏熟地黄，知母麦冬牛膝襄，

　　　　　　阴虚胃火相为病，牙痛齿衄宜煎尝。

【功　　效】清胃热，滋肾阴。

【主　　治】胃热阴虚证。头痛，牙痛，齿松牙衄，烦热干渴，舌红苔黄而干。亦治消渴，消谷善饥等。

【立体记忆】

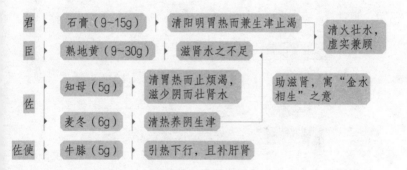

【临床要义】本方是治疗胃热阴虚牙痛的常用方。

【使用注意】脾虚便泄者不宜用。

☆ 芍药汤
《素问病机气宜保命集》

【组　　成】芍药　当归　黄连　槟榔　木香　炙甘草　大黄　黄芩　肉桂

【歌诀记忆】芍药汤中用大黄，芩连归桂槟草香，
　　　　　　清热燥湿调气血，里急腹痛自安康。

【功　　效】清热燥湿，调气和血。

【主　　治】湿热痢疾。腹痛，便脓血，赤白相兼，里急后重，肛门灼热，小便短赤，舌苔黄腻，脉弦数。

【立体记忆】

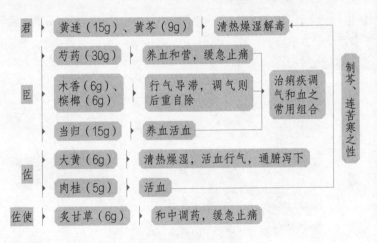

【临床要义】本方为治疗湿热痢疾的常用方。

【使用注意】痢疾初起有表证者忌用。

白头翁汤
《伤寒论》

【组　　成】白头翁　黄柏　黄连　秦皮

【歌诀记忆】白头翁汤治热痢，黄连黄柏秦皮齐，
　　　　　　主治里急便脓血，清热解毒凉血利。

【功　　效】清热解毒，凉血止痢。

【主　　治】热毒痢疾。赤多白少，腹痛，里急后重，肛门灼热，下痢脓血，渴欲饮水，舌红苔黄，脉弦数。

【立体记忆】

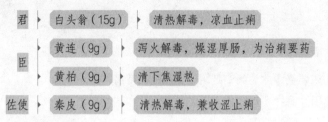

君 ▸ 白头翁（15g） ▸ 清热解毒，凉血止痢

臣 ▸ 黄连（9g） ▸ 泻火解毒，燥湿厚肠，为治痢要药

　 ▸ 黄柏（9g） ▸ 清下焦湿热

佐使 ▸ 秦皮（9g） ▸ 清热解毒，兼收涩止痢

【临床要义】本方为治疗热毒血痢之常用方。

【使用注意】本方药性均属苦寒，易败胃伤阳，应中病即止。脾胃虚寒，肠滑作泄者忌服。

第六节　清虚热剂

☆青蒿鳖甲汤
《温病条辨》

【组　　成】青蒿　鳖甲　生地黄　知母　牡丹皮

【歌诀记忆】青蒿鳖甲汤生地，丹皮知母能养阴，
　　　　　　夜热早凉舌质红，邪伏阴分此方宜。

【功　　效】养阴透热。

【主　　治】温病后期，邪伏阴分证。夜热早凉，热退无汗，舌红苔少，脉细数。

【立体记忆】

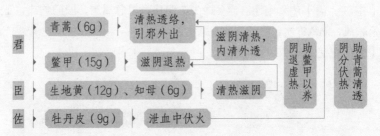

【临床要义】本方为治疗阴虚发热证之常用方。

【使用注意】阴虚欲作动风者不宜用。

清骨散
《证治准绳》

【组　　成】银柴胡　胡黄连　秦艽　醋鳖甲　地骨皮　青蒿　知母
甘草

【歌诀记忆】清骨散用银柴胡，胡连秦艽鳖甲辅，
　　　　　　地骨青蒿知母草，骨蒸劳热一并除。

【功　　效】清虚热，退骨蒸。

【主　　治】肝肾阴虚，虚火内扰证。骨蒸潮热，或低热日久不退，形
体消瘦，唇红颧赤，困倦盗汗，或口渴心烦，舌红少苔，脉细数。

【立体记忆】

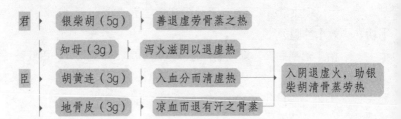

佐	秦艽（3g）、青蒿（3g）	清虚热，透伏热
	醋鳖甲（3g）	滋阴潜阳，引药入阴分，为治虚热之常用药
使	甘草（2g）	调和诸药，防苦寒药物损伤胃气

【临床要义】本方为治疗骨蒸劳热的常用方。

【使用注意】外感风寒或风热所致的外感实热者不宜用。

当归六黄汤
《兰室秘藏》

【组　　成】当归　生地黄　黄芩　黄柏　黄连　熟地黄　黄芪

【歌诀记忆】当归六黄二地黄，芩连芪柏共煎尝，
滋阴泻火兼固表，阴虚火旺盗汗良。

【功　　效】滋阴泻火，固表止汗。

【主　　治】阴虚火旺盗汗。发热盗汗，面赤心烦，口干唇燥，大便干结，小便黄赤，舌红苔黄，脉数。

【立体记忆】

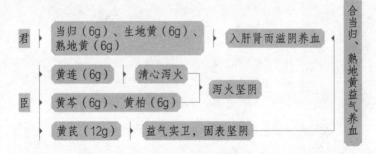

【临床要义】本方是治疗阴虚火旺盗汗之常用方。

【使用注意】脾胃虚弱，纳减便溏者不宜用。

方名	白虎汤		竹叶石膏汤
相同点	均有石膏、炙甘草、粳米，均可清热生津		
不同点	组成	知母	竹叶、半夏、麦冬、人参
	功效	清热除烦，生津止渴，重在清热	清余热并除烦渴，兼益气和胃，清补兼施
	病证	气分热盛	余热未清，气阴已伤
	症状	身大热，汗大出，口大渴，脉洪大	身热多汗，气逆欲呕，烦渴喜饮，舌红少津，脉虚数

方名	清营汤		犀角地黄汤
相同点	均有犀角（水牛角代）、生地黄，均可清热凉血，共治热入营血证		
不同点	组成	玄参、竹叶、麦冬、丹参、黄连、金银花、连翘	芍药、牡丹皮
	功效及配伍	透热养阴，伍以金银花、连翘等轻宣透邪之品，寓有"透热转气"之意	散瘀，解毒，伍芍药、牡丹皮等泄热散瘀之品，寓有"凉血散血"之意
	病证	热邪初入营分尚未动血之证	热入血分之耗血、动血之证
	症状	身热夜甚，神烦少寐，斑疹隐隐，舌绛而干	斑色紫黑，神昏谵语，身热舌绛

方名	仙方活命饮		普济消毒饮
相同点	均属清热解毒剂，均有陈皮、甘草，均可清热解毒，疏风化痰，共治热毒壅结之肿毒		
不同点	组成	金银花、乳香、没药、赤芍、当归尾、天花粉、贝母、白芷、防风、皂角刺、穿山甲	黄芩、黄连、连翘、人参、桔梗、牛蒡子、玄参、柴胡、板蓝根、马勃、僵蚕、升麻
	功效	于清热解毒中，兼以透脓溃坚，活血行气，散结消肿	清热解毒之力较强，并能疏风散邪，发散郁火
	病证	阳证体表疮疡初起	风热疫毒壅郁上焦、上攻头面之大头瘟
	症状	局部红肿焮痛，或身热凛寒，脉数有力	头面红肿焮痛，恶寒发热，舌红苔白兼黄，脉浮数

方名	仙方活命饮	五味消毒饮	四妙勇安汤
相同点	均有金银花，均可清热解毒，共治阳证疮疡		
不同点	组成	乳香、没药、赤芍、当归尾、天花粉、贝母、白芷、防风、皂角刺、穿山甲、陈皮、甘草	野菊花、蒲公英、紫花地丁、紫背天葵子	玄参、当归、甘草
	功效	疏风活血，软坚散结	独重清热解毒，其力为三方之冠，善消散疗毒	活血止痛，兼扶正气
	病证	痈肿初起	火毒结聚之疔疮	热毒炽盛之脱疽
	症状	局部红肿焮痛，或身热凛寒，脉数有力	疮形似粟，坚硬根深，状如铁钉，以及痈疡疖肿，局部红肿热痛	患肢暗红微肿灼热，疼痛剧烈，烦热口渴，舌红，脉数

方名		左金丸	龙胆泻肝汤
相同点		同具清肝泻火之功，均用于肝经实火，胁痛口苦等症	
不同点	组成	黄连、吴茱萸	龙胆、黄芩、栀子、泽泻、木通、当归、生地黄、柴胡、甘草、车前子
	功效	有降逆和胃之功，但无清利湿热作用，泻火作用较弱	有清利湿热之功，但无和胃降逆作用，泻火之力较强
	病证	肝火犯胃证	①肝胆实火上炎证。②肝经湿热下注证
	症状	呕吐吞酸，胁痛口苦，舌红苔黄，脉弦数	目赤耳聋，或淋浊阴痒，口苦尿赤，舌红苔黄或黄腻，脉弦数有力

方名		玉女煎	清胃散
相同点		同治胃热牙痛	
不同点	组成	石膏、熟地黄、知母、麦冬、牛膝	黄连、升麻、生地黄、牡丹皮、当归身
	功效	清胃热，滋肾阴	清胃凉血
	病证	胃热阴虚牙痛。亦治消渴，消谷善饥等	胃火牙痛
	症状	牙痛齿松，烦热干渴，舌红苔黄而干	牙痛牵引头痛，口气热臭，舌红苔黄，脉滑数

方名		青蒿鳖甲汤	清骨散
相同点		均有青蒿、鳖甲、知母，同治阴虚发热	
不同点	组成	生地黄、牡丹皮	银柴胡、胡黄连、秦艽、地骨皮、甘草
	功效	养阴透热	清虚热，退骨蒸
	病证	温病后期，热伏阴分证	肝肾阴虚，虚火内扰证
	症状	夜热早凉，热退无汗，舌红少苔，脉细数	骨蒸潮热，形瘦盗汗，舌红少苔，脉细数

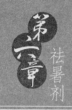
要点速览	
概念	凡以祛暑清热药或祛暑化湿药为主组成，具有祛除暑邪的作用，用以治疗暑病的方剂，统称祛暑剂
立法	属于"八法"中之"清法"
适用范围	夏月暑热证
分类	祛暑解表剂、祛暑利湿剂、祛暑益气剂
使用注意	注意暑病本证、兼证和主次轻重
一级方剂	香薷散、清暑益气汤

第一节　祛暑解表剂

☆香薷散
《太平惠民和剂局方》

【组　　成】香薷　白扁豆　厚朴

【歌诀记忆】三物香薷豆朴先，散寒化湿功效兼，
　　　　　　若益银翘豆易花，新加香薷祛暑煎。

【功　　效】祛暑解表，化湿和中。

【主　　治】阴暑。恶寒发热，头疼身痛，无汗，腹痛吐泻，胸脘痞

闷，舌苔白腻，脉浮。

【立体记忆】

君	香薷（10g）	辛温发散，为夏月祛暑解表要药
臣	厚朴（5g）	行气除满，燥湿运脾
佐	白扁豆（5g）	健脾和中，渗湿消暑

【临床要义】本方是治疗夏月乘凉饮冷，外感风寒，内伤于湿证的常用方。

【使用注意】若属表虚有汗，或中暑发热汗出，心烦口渴者不可用。

新加香薷饮
《温病条辨》

【组　　成】香薷　金银花　鲜扁豆花　厚朴　连翘

【歌诀记忆】新加香薷朴银翘，鲜扁豆花一齐熬，
　　　　　　暑温口渴汗不出，清热化湿又解表。

【功　　效】祛暑解表，清热化湿。

【主　　治】暑温夹湿，复感外寒证。发热头痛，恶寒无汗，口渴面赤，胸闷不舒，舌苔白腻，脉浮而数。

【立体记忆】

君	香薷（6g）	发汗解表，宣化湿邪
臣	鲜扁豆花（9g）	芳香清暑而不滞
佐	厚朴（6g）	理气燥湿
使	金银花（9g）、连翘（6g）	辛凉达表，宣透暑热

【临床要义】本方是治疗暑湿夹外寒证的常用方。

【使用注意】湿浊阻中而无感冒症状者不宜用。

第二节　祛暑利湿剂

六一散
《黄帝素问宣明论方》

【组　　成】滑石　甘草

【歌诀记忆】六一散中滑石草，清暑利湿功用好，
辰砂灯心益元散，碧玉青黛鸡苏荷。

【功　　效】清暑利湿。

【主　　治】暑湿证。身热烦渴，小便不利，或泄泻。

【立体记忆】

| 君 → | 滑石（18g） | → | 清解暑热，通利水道，令暑热水湿从小便去 | |
| 臣 → | 甘草（3g） | → | 清热泻火，益气和中 | → 清热而不留湿，利水而不伤阴 |

【临床要义】本方是治疗暑湿证的基础方。

【使用注意】若阴虚，内无湿热，或小便清长者忌用。

桂苓甘露散
《黄帝素问宣明论方》

【组　　成】茯苓　炙甘草　白术　泽泻　肉桂　石膏　寒水石
滑石　猪苓（一方不用猪苓）

【歌诀记忆】桂苓甘露猪苓膏，术泽寒水滑石草，
清暑化气又利湿，发热烦渴吐泻消。

【功　　效】清暑解热，化气利湿。

【主　　治】暑湿证。发热头痛，烦渴引饮，小便不利，以及霍乱吐泻。

【立体记忆】

君	▸	滑石（12g）	▸	清解暑热，利水渗湿	
臣	▸	石膏（6g）、寒水石（6g）	▸	助滑石清解暑热	
	▸	泽泻（3g）、茯苓（3g）、猪苓（1.5g）	▸	助滑石利水渗湿	缓大寒重坠之性
佐	▸	白术（1.5g）	▸	健脾运化水湿	
	▸	肉桂（1.5g）	▸	助膀胱化气	
佐使	▸	炙甘草（6g）	▸	益气和中，调和诸药	

【临床要义】本方是清暑利湿的常用方。

【使用注意】若一般的伤暑轻证，或汗泻过多，气液大伤均不宜用。

第三节　祛暑益气剂

☆清暑益气汤
《温热经纬》

【组　　成】西洋参　石斛　麦冬　黄连　竹叶　荷梗　知母　甘草　粳米　西瓜翠衣

【歌诀记忆】清暑益气西洋参，黄连荷竹知甘草，
　　　　　　石斛麦冬西瓜米，热伤气阴最相宜。

【功　　效】清暑益气，养阴生津。

【主　　治】暑热气阴两伤证。身热汗多，口渴心烦，小便短赤，体倦少气，精神不振，脉虚数。

【立体记忆】

君
- 西瓜翠衣（30g） ▶ 清解暑热，生津止渴
- 西洋参（5g） ▶ 益气生津，养阴清热

臣
- 荷梗（15g） ▶ 清热解暑
- 石斛（15g）、麦冬（9g） ▶ 养阴生津清热

佐
- 黄连（3g） ▶ 清热泻火，助清热祛暑之力
- 知母（6g） ▶ 泻火滋阴
- 竹叶（6g） ▶ 清热除烦

佐使
- 甘草（3g）、粳米（15g） ▶ 益胃和中，调和诸药

【临床要义】本方是治疗暑热气津两伤证的常用方。

【使用注意】本方因有滋腻之品，故暑病夹湿者不宜使用。

比较记忆

方名		桂苓甘露散	六一散
相同点		均有滑石，均可清暑利湿，均可治疗暑湿证	
不同点	组成	石膏、寒水石、泽泻、茯苓、猪苓、白术、肉桂、炙甘草	甘草
	功效	清暑利湿之力强	清暑利湿之力薄
	病证	暑湿重证	暑湿轻证
	症状	发热头痛，烦渴引饮，小便不利，以及霍乱吐泻	身热烦渴，小便不利，或泄泻

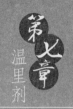
概念	凡以温热药为主组成，具有温里助阳、散寒通脉作用，用以治疗里寒证的方剂，统称温里剂
立法	属于"八法"中之"温法"
适用范围	因外寒入里或寒从中生所致的里寒证
分类	温中祛寒剂、回阳救逆剂和温经散寒剂
使用注意	①必须辨别寒热之真假，真热假寒证禁用。②素体阴虚或失血者亦应慎用
一级方剂	理中丸、小建中汤、四逆汤、回阳救急汤、当归四逆汤、暖肝煎、阳和汤

第一节 温中祛寒剂

☆理中丸
《伤寒论》

【组　　成】人参　干姜　炙甘草　白术

【歌诀记忆】理中丸主理中乡，甘草人参术干姜，

呕利腹痛阴寒盛，或加附子总扶阳。

【功　　效】温中祛寒，补气健脾。

【主　　治】①脾胃虚寒证。脘腹疼痛，喜温喜按，呕吐便溏，脘痞食少，畏寒肢冷，口淡不渴，舌质淡、苔白润，脉沉细或沉迟无力。②阳虚失血证。便血、吐血、衄血或崩漏等，血色暗淡，质清稀，面色㿠白，气短神疲，脉沉细或虚大无力。③中阳不足，阴寒上乘之胸痹；脾气虚寒，不能摄津之病后多涎唾；中阳虚损，土不荣木之小儿慢惊；食饮不节，损伤脾胃阳气，清浊相干，升降失常之霍乱等。

【立体记忆】

君 ▶	干姜（9g） ▶	温脾暖胃，助阳祛寒 ▶	
臣 ▶	人参（9g） ▶	补中益气，补虚助阳	温中健脾
佐 ▶	白术（9g） ▶	健脾燥湿，助脾运化	
佐使 ▶	炙甘草（9g） ▶	补中益气，缓急止痛，调和诸药	

【临床要义】本方为治疗中焦脾胃虚寒证之基础方。

【使用注意】湿热内蕴中焦或脾胃阴虚者禁用。

☆ 小建中汤

《伤寒论》

【组　　成】桂枝　炙甘草　大枣　芍药　生姜　饴糖

【歌诀记忆】小建中汤芍药多，桂枝甘草姜枣合，
　　　　　　更加饴糖补中脏，虚劳腹痛服之瘥。

【功　　效】温中补虚，和里缓急。

【主　　治】中焦虚寒，肝脾失调，阴阳不和证。脘腹拘急疼痛，时

发时至，喜温喜按；或心中悸动，虚烦不宁，面色无华；兼见手足烦热，咽干口燥等，舌淡苔白，脉细弦。

【立体记忆】

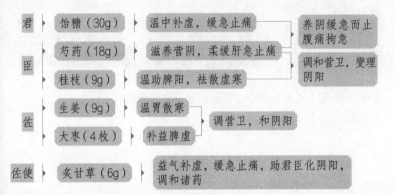

【临床要义】本方是治疗中焦虚寒、肝脾不调、阴阳不和证的常用方。

【使用注意】呕吐或中满者不宜用，阴虚火旺之胃脘疼痛忌用。

大建中汤
《金匮要略》

【组　　成】蜀椒　干姜　人参

【歌诀记忆】大建中汤建中阳，蜀椒干姜参饴糖，
　　　　　　阴盛阳虚腹冷痛，温补中焦止痛强。

【功　　效】温中补虚，缓急止痛。

【主　　治】中阳虚衰，阴寒内盛之脘腹疼痛。心胸中大寒痛，呕不能食，腹中寒，上冲皮起出见有头足，上下痛而不可触近，舌苔白滑，脉细沉紧，甚则肢厥脉伏。

【立体记忆】

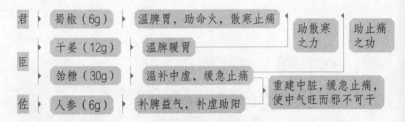

【临床要义】本方为治疗虚寒腹痛重证之代表方。

【使用注意】中焦有热或阴血不足者不宜用。

吴茱萸汤
《伤寒论》

【组　　成】吴茱萸　人参　生姜　大枣

【歌诀记忆】吴茱萸汤人参枣，重用生姜温胃好，
　　　　　　阳明寒呕少阴利，厥阴头痛皆能保。

【功　　效】温中补虚，降逆止呕。

【主　　治】①胃寒呕吐证。食谷欲呕，或兼胃脘疼痛，吞酸嘈杂，舌淡，脉沉弦而迟。②肝寒上逆证。干呕吐涎沫，头痛，巅顶痛甚，舌淡，脉沉弦。③肾寒上逆证。呕吐下利，手足厥冷，烦躁欲死，舌淡，脉沉细。

【立体记忆】

君 ▶ 吴茱萸（9g）▶ 温胃散寒，温暖肝肾，降逆止呕

臣 ▶ 生姜（18g）▶ 温胃散寒，降逆止呕

佐 ▶ 人参（9g）▶ 补脾益气，扶正祛寒

佐使 ▶ 大枣（4枚）▶ 补益脾气，调和诸药

【临床要义】本方是治疗肝胃虚寒、浊阴上逆的常用方。

【使用注意】热性呕吐、肝阳上亢的头痛、胃腹痛不宜使用。

第二节　回阳救逆剂

☆ 四逆汤
《伤寒论》

【组　　成】炙甘草　干姜　附子

【歌诀记忆】四逆汤中附草姜，阳衰寒厥急煎尝，
　　　　　　腹痛吐泻脉沉细，急投此方可回阳。

【功　　效】回阳救逆。

【主　　治】少阴病，心肾阳衰寒厥证。四肢厥逆，恶寒蜷卧，神衰欲寐，面色苍白，腹痛下利，呕吐不渴，舌苔白滑，脉微细。以及太阳病误汗亡阳者。

【立体记忆】

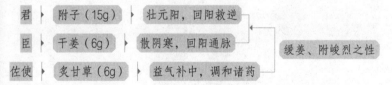

【临床要义】本方为治疗少阴病，心肾阳衰寒厥证之基础方。

【使用注意】本方纯用辛热之品，中病手足温和即止，不可久服；真热假寒者禁用。

☆ 回阳救急汤
《伤寒六书》

【组　　成】熟附子　干姜　人参　炙甘草　白术　肉桂　陈皮

五味子　茯苓　制半夏

【歌诀记忆】回阳救急用六君，桂附干姜五味群，

加麝三厘或胆汁，三阴寒厥建奇勋。

【功　　效】回阳固脱，益气生脉。

【主　　治】寒邪直中三阴，真阳衰微证。四肢厥冷，神衰欲寐，恶寒蜷卧，吐泻腹痛，口不渴，甚则身寒战栗，或指甲口唇青紫，或吐涎沫，舌淡苔白，脉沉微，甚或无脉。

【立体记忆】

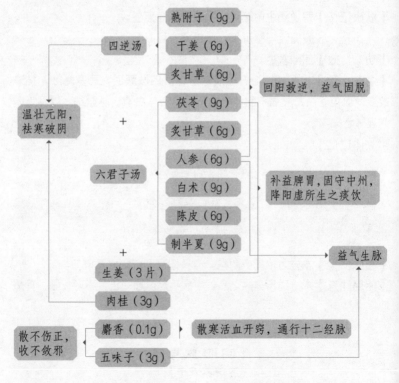

【临床要义】本方为治疗寒邪直中三阴，真阳衰微证之常用方。

78

【使用注意】方中麝香用量不宜过大。服药后手足温和即止。

第三节 温经散寒剂

☆ 当归四逆汤
《伤寒论》

【组　　成】当归　桂枝　白芍　细辛　炙甘草　通草　大枣

【歌诀记忆】当归四逆芍桂枝，细辛甘枣通草施，
　　　　　　血虚寒厥四末冷，温经通脉最相宜。

【功　　效】温经散寒，养血通脉。

【主　　治】血虚寒厥证。手足厥寒，或腰、股、腿、足、肩臂疼痛，口不渴，舌淡苔白，脉沉细或细而欲绝。

【立体记忆】

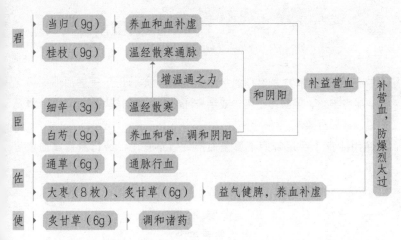

【临床要义】本方是养血温经散寒的常用方。

【使用注意】湿热偏盛或阴虚内热者不宜用。

黄芪桂枝五物汤

《金匮要略》

【组　　成】黄芪　芍药　桂枝　生姜　大枣

【歌诀记忆】黄芪桂枝五物汤，芍药大枣与生姜，
　　　　　　益气温经和营卫，血痹风痹功效良。

【功　　效】益气温经，和血通痹。

【主　　治】血痹。肌肤麻木不仁，微恶风寒，舌淡，脉微涩而紧。

【立体记忆】

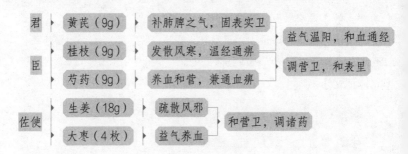

【临床要义】本方为治疗血痹之常用方。亦可用于气虚血滞中风之后，半身不遂，或肢体不用，或半身汗出，肌肉消瘦，气短乏力，以及产后、经后身痛等。

【使用注意】手足麻痹不属于血痹证者不宜用，经行身痛属血瘀者禁用。

☆暖肝煎

《景岳全书》

【组　　成】当归　枸杞子　茯苓　小茴香　肉桂　乌药　沉香（或木香）

【歌诀记忆】暖肝煎中杞茯归，茴沉乌药姜肉桂，

下焦虚寒疝气痛，温补肝肾此方推。

【功　　效】温补肝肾，行气止痛。

【主　　治】肝肾不足，寒滞肝脉证。睾丸冷痛，或小腹疼痛，疝气痛，畏寒喜暖，舌淡苔白，脉沉迟。

【立体记忆】

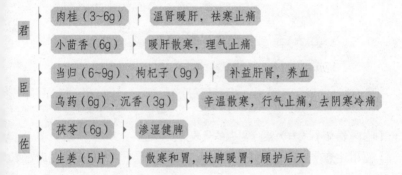

君	肉桂（3~6g）	温肾暖肝，祛寒止痛
	小茴香（6g）	暖肝散寒，理气止痛
臣	当归（6~9g）、枸杞子（9g）	补益肝肾，养血
	乌药（6g）、沉香（3g）	辛温散寒，行气止痛，去阴寒冷痛
佐	茯苓（6g）	渗湿健脾
	生姜（5片）	散寒和胃，扶脾暖胃，顾护后天

【临床要义】本方是治疗肝肾不足，寒凝气滞之睾丸、疝气或少腹疼痛的常用方。

【使用注意】湿热下注，阴囊红肿热痛者不可误用。

☆阳和汤
《外科证治全生集》

【组　　成】熟地黄　麻黄　鹿角胶　芥子　肉桂　甘草　炮姜炭

【歌诀记忆】阳和汤法解寒凝，贴骨流注鹤膝风，

熟地鹿胶姜炭桂，麻黄白芥甘草从。

【功　　效】温阳补血，散寒通滞。

【主　　治】阴疽。如贴骨疽、脱疽、流注、痰核、鹤膝风等，患处

漫肿无头，皮色不变，酸痛无热，口中不渴，舌淡苔白，脉沉细或迟细。

【立体记忆】

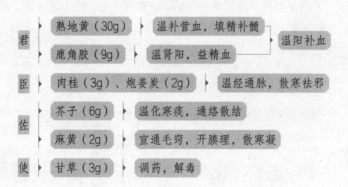

【临床要义】本方为治疗阴疽的代表方。

【使用注意】凡阳证疮疡红肿热痛，或阴虚有热，或疽已溃破者皆不宜用。

小金丹
《外科证治全生集》

【组　　成】白胶香　草乌　五灵脂　地龙　木鳖子　没药　当归身　乳香　麝香　墨炭

【歌诀记忆】小金专主治阴疽，鳖麝乌龙灵乳储，

　　　　　　墨炭胶香归没药，阴疮流注乳癌除。

【功　　效】化痰除湿，祛瘀通络。

【主　　治】寒湿痰瘀所致之流注、痰核、瘰疬、乳岩、横痃、贴骨疽、蟮拱头等病。初起皮色不变、肿硬作痛者。

【立体记忆】

君 ▸ 木鳖子（45g）▸ 散结消肿，攻毒疗疮

臣 ▸ 草乌（45g）▸ 温经散寒，除湿通络

▸ 麝香（9g）、五灵脂（45g）、地龙（45g）▸ 散瘀化滞，活血通络

佐 ▸ 乳香（22.5g）、没药（22.5g）、白胶香（45g）▸ 散瘀定痛，活血消痈

▸ 当归身（22.5g）▸ 活血补血

▸ 墨炭（3.6g）▸ 消肿化痰

使 ▸ 糯米粉 ▸ 养胃和中

【临床要义】本方适用于阴疽、流注、痰核、瘰疬、乳岩、横痃等初起，证属寒湿痰瘀凝结者。

【使用注意】内有五灵脂，与人参相反，不可与有参之药同日服用。正虚者和孕妇忌用。

比较记忆

方名		小建中汤	桂枝汤
相同点		均有芍药、桂枝、生姜、大枣、甘草	
不同点	组成	小建中汤在桂枝汤基础上倍加芍药，重加饴糖	—
	功效	温中补虚，缓急止痛	解肌发表，调和营卫
	病证	中焦虚寒，虚劳里急证	外感风寒表虚，营卫不和证
	症状	脘腹拘急疼痛，时发时至，喜温喜按；或心中悸动，虚烦不宁，面色无华；兼见手足烦热，咽干口燥等	恶风发热，汗出头痛，鼻鸣干呕

方名		小建中汤	理中丸
相同点		均有炙甘草，皆为温中祛寒之剂	
不同点	组成	桂枝、大枣、芍药、生姜、饴糖	人参、干姜、白术
	功效	于温补之中配以调理肝脾之品，重在温中补虚、缓急止痛	纯用温补，以温中健脾为主
	病证	中焦虚寒，虚劳里急证	①脾胃虚寒证。②阳虚失血证。③胸痹；病后多涎唾；小儿慢惊等
	症状	脘腹拘急疼痛，时发时至，喜温喜按；或心中悸动，虚烦不宁，面色无华；兼见手足烦热，咽干口燥等	脘腹疼痛，喜温喜按，呕吐便溏，脘痞食少，畏寒肢冷，口淡不渴，舌质淡苔白润，脉沉细或沉迟无力。或见便血、吐血、衄血或崩漏等，血色暗淡，质清稀，面色㿠白，气短神疲，脉沉细或虚大无力

方名		大建中汤	小建中汤
相同点		均有饴糖，均属温中补虚之剂	
不同点	组成	蜀椒、干姜、人参	芍药、桂枝、生姜、大枣、炙甘草
	功效	长于补虚散寒，兼有降逆止呕	温中补虚，缓急止痛
	病证	中阳虚弱，阴寒内盛之腹痛呃逆	中阳虚而营阴亦有不足
	症状	心胸中大寒痛，呕不能食，腹中寒，上冲皮起出见有头足，上下痛而不可触近	脘腹拘急疼痛，时发时至，喜温喜按；或心中悸动，虚烦不宁，面色无华；兼见手足烦热，咽干口燥等

方名		当归四逆汤	四逆散	四逆汤
相同点		方名均有"四逆"，均有炙甘草		
不同点	组成	当归、桂枝、白芍、细辛、通草、大枣	枳实、柴胡、白芍	附子、干姜
	功效	温经散寒，养血通脉	透邪解郁，疏肝健脾	回阳救逆
	病证	血虚寒厥证	阳郁厥逆证	少阴病，心肾阳衰寒厥证
	症状	手足厥寒，肢体疼痛	肢端逆冷，身热，脉弦	厥逆严重，冷过肘膝，伴有全身阳衰阴盛症状及脉微欲绝等

方名		黄芪桂枝五物汤	当归四逆汤
相同点		均有桂枝、芍药、大枣	
不同点	组成	黄芪、生姜	当归、细辛、通草、炙甘草
	功效	益气温经，和血通痹	温经散寒，养血通脉
	病证	血痹	血虚寒厥证
	症状	肌肤麻木不仁	手足逆冷、疼痛

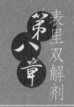

要点速览

概念	凡以解表药配伍清热药，或温里药，或泻下药等为主组成，具有表里同治、内外分解等作用，用以治疗表里同病的方剂，统称表里双解剂
适用范围	表证未解，而又见里证，或原有宿疾，又感新邪，出现表证与里证同时并见的证候
分类	解表清里剂、解表温里剂和解表攻里剂
使用注意	①有邪气在表，而里证又急之证候。②辨别表证与里证的寒、热、虚、实属性。③分清表证与里证的轻重主次，权衡表药与里药的比例
一级方剂	葛根黄芩黄连汤、大柴胡汤、防风通圣散

第一节　解表清里剂

☆葛根黄芩黄连汤
《伤寒论》

【组　　成】葛根　炙甘草　黄芩　黄连

【歌诀记忆】葛根黄芩黄连汤，甘草四般治二阳，

　　　　　　解表清里兼和胃，喘汗自利保安康。

【功　　效】解表清里。

【主　　治】表证未解，邪热入里证。身热，下利臭秽，胸脘烦热，口干作渴，或喘而汗出，舌红苔黄，脉数或促。

【立体记忆】

君 ▸ 葛根（15g） ▸ 外解肌表之邪，内清胃肠之热，升发脾胃清阳而止泻升津

臣 ▸ 黄芩（9g）、黄连（9g） ▸ 苦寒清热，厚肠止利

佐使 ▸ 炙甘草（6g） ▸ 甘缓和中，调和诸药

【临床要义】本方为治疗表证未解，邪热入里，协热下利证之基础方。

【使用注意】虚寒下利者忌用。

第二节　解表温里剂

五积散
《仙授理伤续断秘方》

【组　　成】苍术　桔梗　枳壳　陈皮　芍药　白芷　川芎　当归　甘草　肉桂　茯苓　半夏　厚朴　干姜　麻黄

【歌诀记忆】五积散治五般积，麻黄苍芷归芍齐，
　　　　　　枳桔桂苓甘草朴，川芎两姜半陈皮，
　　　　　　发表温里活血瘀，祛湿化痰兼顺气。

【功　　效】发表温里，顺气化痰，活血消积。

【主　　治】外感风寒，内伤生冷证。身热无汗，头痛身疼，项背拘急，胸满恶食，呕吐腹痛，以及妇女血气不和，心腹疼痛，月经不调。

【立体记忆】

苍术（15g）、厚朴（6g）、陈皮（9g）、甘草（5g） ▶ 苦温燥湿，健脾助运 ▶ 祛湿积

陈皮（9g）、半夏（5g）、茯苓（5g）、甘草（5g） ▶ 行气燥湿化痰 ▶ 消痰积

麻黄（6g）、白芷（5g） ▶ 发汗解表，散外寒

干姜（6g）、肉桂（5g） ▶ 温里，祛内寒 ▶ 散寒积

当归（5g）、芍药（5g）、川芎（5g） ▶ 活血化瘀定痛 ▶ 化血积

桔梗（15g）、枳壳（9g） ▶ 升降气机

厚朴（6g）、陈皮（9g） ▶ 行气积

【临床要义】本方为治疗外感风寒，内伤生冷所致寒、食、气、血、痰五积证之代表方。

【使用注意】热重于湿，壮热烦渴，舌苔黄腻者不宜用。

第三节　解表攻里剂

☆大柴胡汤
《金匮要略》

【组　　成】柴胡　黄芩　芍药　半夏　枳实　大黄　大枣　生姜

【歌诀记忆】大柴胡汤用大黄，枳实芩夏白芍将，
　　　　　　煎加姜枣表兼里，妙法内攻并外攘。

【功　　效】和解少阳，内泻热结。

【主　　治】少阳阳明合病。往来寒热，胸胁苦满，呕不止，郁郁微烦，心下痞硬，或心下急痛，大便不解或协热下利，舌苔黄，脉弦数有力。

【立体记忆】

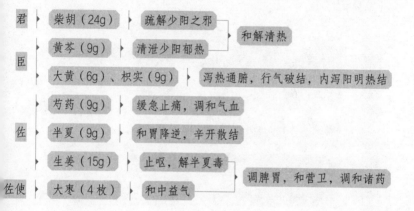

【临床要义】本方为治疗少阳阳明合病之代表方。

【使用注意】单纯少阳证或阳明证不宜用。

☆防风通圣散
《黄帝素问宣明论方》

【组　　成】防风　川芎　当归　芍药　大黄　薄荷　麻黄　连翘
芒硝　石膏　黄芩　桔梗　滑石　甘草　荆芥　白术　栀子

【歌诀记忆】防风通圣大黄硝，荆芥麻黄栀芍翘，
　　　　　　甘桔芎归膏滑石，薄荷芩术力偏饶，
　　　　　　表里交攻阳热盛，外科疮毒总能消。

【功　　效】疏风解表，泻热通便。

【主　　治】风热壅盛，表里俱实证。憎寒壮热，头目昏眩，目赤睛痛，口苦而干，咽喉不利，胸膈痞闷，咳呕喘满，涕唾黏稠，大便秘结，小便赤涩，舌苔黄腻，脉数有力。并治疮疡肿毒，肠风痔漏，鼻赤，瘾疹等。

【立体记忆】

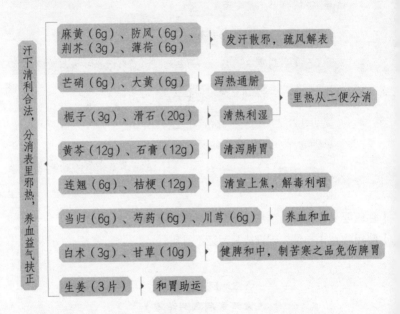

【临床要义】本方为治疗风热壅盛，表里俱实证之代表方。

【使用注意】因本方有汗、下之功，故虚人及孕妇当慎用。

方名		白头翁汤	芍药汤	葛根黄芩黄连汤
相同点		均有黄连，均可治疗热利		
不同点	组成	白头翁、黄柏、秦皮	黄芩、芍药、当归、木香、槟榔、大黄、肉桂、炙甘草	葛根、炙甘草、黄芩
	功效	清热解毒，凉血止痢	清热燥湿，调气和血	表里双解，清热止痢
	病证	热毒深陷血分之热痢	湿热痢	热痢而兼太阳表证
	症状	下痢赤多白少，腹痛，里急后重，舌红苔黄，脉弦数	痢下赤白，腹痛里急，苔腻微黄	身热下痢，苔黄，脉数

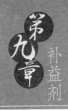

第九章 补益剂

概念	凡以补益药为主组成，具有补养人体气、血、阴、阳等作用，治疗各种虚损病证的方剂，统称补益剂
立法	属于"八法"中的"补法"
适用范围	虚损病证，包括气虚、血虚、气血两虚、阴虚、阳虚、阴阳两虚、气血阴阳俱虚等
分类	补气剂、补血剂、气血双补剂、补阴剂、补阳剂、阴阳并补剂及气血阴阳并补剂
使用注意	①注意辨别虚实真假。②注意脾胃功能，必要时宜酌加健脾和胃、消导化滞之品
一级方剂	四君子汤、参苓白术散、补中益气汤、生脉散、玉屏风散、四物汤、当归补血汤、归脾汤、六味地黄丸、一贯煎、百合固金汤、肾气丸、地黄饮子、炙甘草汤

第一节 补气剂

☆ 四君子汤
《太平惠民和剂局方》

【组　　成】人参　白术　茯苓　炙甘草

【歌诀记忆】四君子汤中和义，参术茯苓甘草比，

益以夏陈名六君，祛痰补气阳虚饵，

除却半夏名异功，或加香砂胃寒使。

【功　　效】补气健脾。

【主　　治】脾胃气虚证。气短乏力，语声低微，面色萎白，食少便溏，舌淡苔白，脉虚缓。

【立体记忆】

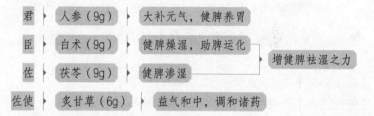

君	人参（9g）	大补元气，健脾养胃
臣	白术（9g）	健脾燥湿，助脾运化
佐	茯苓（9g）	健脾渗湿	增健脾祛湿之力
佐使	炙甘草（6g）	益气和中，调和诸药

【临床要义】本方为补气的基础方。

【使用注意】阴虚血热者慎用，阴虚火旺及实证发热者禁用。

☆ 参苓白术散
《太平惠民和剂局方》

【组　　成】莲子肉　薏苡仁　砂仁　桔梗　白扁豆　茯苓　人参　炒甘草　白术　山药

【歌诀记忆】参苓白术扁豆陈，山药甘莲砂薏仁，

桔梗上浮兼保肺，枣汤调服益脾神。

【功　　效】益气健脾，渗湿止泻。

【主　　治】脾虚湿盛证。四肢乏力，形体消瘦，胸脘痞闷，饮食不化，肠鸣泄泻，面色萎黄，舌质淡苔白腻，脉虚缓。亦可用治肺脾气虚，痰湿咳嗽。

【立体记忆】

君 ▶ 人参（15g）、白术（15g）、茯苓（15g） ▶ 益气健脾渗湿

臣 ▶ 山药（15g）、莲子肉（9g） ▶ 健脾益气，涩肠止泻

臣 ▶ 白扁豆（12g）、薏苡仁（9g） ▶ 健脾渗湿

佐 ▶ 砂仁（6g） ▶ 芳香醒脾，行气和胃，化湿止泻

佐 ▶ 桔梗（6g） ▶ 宣利肺气，通调水道，又载药上行，兼补脾肺

使 ▶ 炒甘草（10g）、大枣（3枚） ▶ 补脾和中，调和诸药

【临床要义】本方为健脾渗湿止泻之常用方。

【使用注意】积滞内停、伤食泄泻、协热下利等均不宜用。

☆补中益气汤
《脾胃论》

【组　　成】黄芪　炙甘草　人参　当归身　陈皮　升麻　柴胡
白术

【歌诀记忆】补中益气芪术陈，升柴参草当归身，
　　　　　　虚劳内伤功独擅，亦治阳虚外感因。

【功　　效】补中益气，升阳举陷。

【主　　治】①脾胃气虚证。饮食减少，体倦肢软，少气懒言，面色
㿠白，大便稀薄，脉虚软。②气虚下陷证。脱肛，子宫脱垂，久泻，久
痢，崩漏等，伴气短乏力，舌淡，脉虚。②气虚发热证。身热自汗，渴
喜热饮，气短乏力，舌淡，脉虚大无力。

【立体记忆】

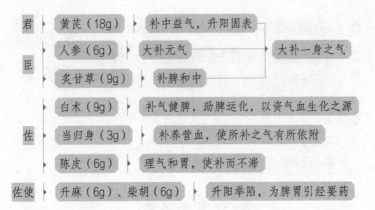

君	黄芪（18g）	补中益气，升阳固表	
臣	人参（6g）	大补元气	大补一身之气
	炙甘草（9g）	补脾和中	
佐	白术（9g）	补气健脾，助脾运化，以资气血生化之源	
	当归身（3g）	补养营血，使所补之气有所依附	
	陈皮（6g）	理气和胃，使补而不滞	
佐使	升麻（6g）、柴胡（6g）	升阳举陷，为脾胃引经要药	

【临床要义】本方体现"甘温除热"法，为治疗气虚发热证及脾虚气陷证之代表方。

【使用注意】阴虚发热及内热炽盛者忌用。

☆ 生脉散
《医学启源》

【组　　成】麦冬　五味子　人参

【歌诀记忆】生脉麦冬五味参，保肺清心治暑淫，
　　　　　　气少汗多兼口渴，病危脉绝急煎斟。

【功　　效】益气生津，敛阴止汗。

【主　　治】①温热、暑热，耗气伤阴证。汗多神疲，体倦乏力，气短懒言，咽干口渴，舌干红少苔，脉虚数。②久咳肺虚，气阴两虚证。干咳少痰，短气自汗，口干舌燥，脉虚细。

【立体记忆】

君 ▶	人参（9g） ▶	大补元气，生津止渴	⎫
臣 ▶	麦冬（9g） ▶	甘寒养阴，清热生津，润肺止咳	⎬ 气阴双补
佐 ▶	五味子（6g） ▶	敛阴止汗，收敛耗散之肺气而止咳	⎭

【临床要义】本方为治疗气阴两虚证的常用方。

【使用注意】若属外邪未解，或暑病热盛，气阴未伤者，均不宜用。久咳肺虚亦应在阴伤气耗，纯虚无邪时，方可使用。

☆ 玉屏风散
《究原方》，录自《医方类聚》

【组　　成】防风　蜜黄芪　白术

【歌诀记忆】玉屏风散用防风，黄芪相畏效相成，
　　　　　　白术益气更实卫，表虚自汗服之应。

【功　　效】益气固表止汗。

【主　　治】表虚自汗。汗出恶风，面色㿠白，舌淡苔薄白，脉浮虚。亦治虚人腠理不固，易于感冒。

【立体记忆】

君 ▶	蜜黄芪（30g） ▶	补肺脾气，固表止汗	⎫
臣 ▶	白术（30g） ▶	益气健脾，培土生金	⎬ 助益气固表实卫
佐 ▶	防风（15g） ▶	解表而祛风邪	⎭

【临床要义】本方为治疗表虚自汗之常用方。

【使用注意】若属外感自汗或阴虚盗汗，则不宜用。

第二节 补血剂

☆ 四物汤

《仙授理伤续断秘方》

【组　　成】白芍　当归　熟地黄　川芎

【歌诀记忆】四物地芍与归芎，血家百病此方通，
　　　　　　补血调血理冲任，加减运用在其中。

【功　　效】补血和血。

【主　　治】营血虚滞证。头晕目眩，心悸失眠，月经不调，或经闭不行，脐腹疼痛，面色、唇爪无华，舌淡，脉细弦或细涩。

【立体记忆】

君	→	熟地黄（12g）	→	滋阴补血	
臣	→	当归（9g）	→	补血和血	→ 增补血之力，行营血之滞
佐	→	川芎（6g）	→	活血行气，祛瘀止痛	
	→	白芍（9g）	→	养血敛阴，柔肝缓急	

【临床要义】本方原治外伤瘀血作痛，后用治妇人诸疾，今多作补血调血之基础方。

【使用注意】阴虚发热、血崩气脱者不宜用。

胶艾汤

《金匮要略》

【组　　成】川芎　阿胶　甘草　艾叶　当归　芍药　生地黄

【歌诀记忆】胶艾汤中芎甘草，当归芍药与地黄，
　　　　　　妇人血虚诸般证，男子血虚诸能匡。

【功　　效】养血止血，调经安胎。

【主　　治】妇人冲任虚损，血虚有寒证。崩漏下血，月经过多，淋漓不止；产后或流产损伤冲任，下血不绝；或妊娠下血，腹中疼痛。

【立体记忆】

君 ▶	阿胶（6g）、艾叶（9g）	▶	为止血、调经、安胎要药
臣佐 ▶	生地黄（12g）、当归（9g）、芍药（12g）、川芎（6g）	▶	补血调经
使 ▶	甘草（6g）	▶	调和诸药

【临床要义】本方为治疗妇人冲任虚损出血的常用方。

【使用注意】因血热妄行及瘀阻胞宫导致的月经过多、崩漏者忌用。

☆ 当归补血汤
《内外伤辨惑论》

【组　　成】黄芪　当归

【歌诀记忆】当归补血东垣笺，黄芪一两归二钱，
　　　　　　血虚发热口烦渴，脉大而虚此方煎。

【功　　效】补气生血。

【主　　治】血虚发热证。肌热面红，烦渴欲饮，脉洪大而虚，重按无力。亦治妇人经期、产后血虚发热头痛，或疮疡溃后，久不愈合。

【立体记忆】

君 ▶	黄芪（30g）	▶	大补肺脾元气，资气血生化之源
臣 ▶	当归（6g）	▶	养血和营

【临床要义】本方为体现补气生血法，治疗血虚发热证之代表方。

【使用注意】阴虚发热证禁用。

☆ 归脾汤
《重订严氏济生方》

【组　　成】白术　茯神　黄芪　龙眼肉　酸枣仁　人参　木香
炙甘草　当归　远志（当归、远志从《内科摘要》补入）

【歌诀记忆】归脾汤用术参芪，归草茯神远志随，
　　　　　　酸枣木香龙眼肉，煎加姜枣益心脾。

【功　　效】益气补血，健脾养心。

【主　　治】①心脾气血两虚证。心悸怔忡，健忘失眠，盗汗虚热，食
少体倦，面色萎黄，舌淡苔薄白，脉细弱。②脾不统血证。便血，皮下紫
癜，以及妇女崩漏，月经超前，量多色淡，或淋漓不止，舌淡，脉细。

【立体记忆】

君	黄芪（18g）	补脾益气
	龙眼肉（18g）	补脾气，养心血
臣	人参（9g）、白术（18g）	补脾益气
	当归（3g）	补血养心
	酸枣仁（18g）	宁心安神
佐	木香（9g）	理气醒脾
	茯神（18g）、远志（3g）	养心安神，宁神益智
佐使	炙甘草（6g）	补益心脾之气，调和诸药
使	生姜（5片）、大枣（1枚）	调和脾胃，以资化源

【临床要义】本方为补益心脾之常用方。

【使用注意】出血属阴虚血热、湿热蕴蒸者忌用。

第三节 气血双补剂

泰山磐石散
《古今医统大全》

【组　　成】人参　黄芪　白术　炙甘草　当归　川芎　白芍　熟地黄
续断　糯米　黄芩　砂仁

【歌诀记忆】泰山磐石八珍全，去苓加芪芩断联，
　　　　　　再益砂仁及糯米，妇人胎动可安痊。

【功　　效】益气健脾，养血安胎。

【主　　治】堕胎、滑胎。胎动不安，或屡有堕胎宿疾，面色萎白，
倦怠乏力，不思饮食，舌淡苔薄白，脉滑无力。

【立体记忆】

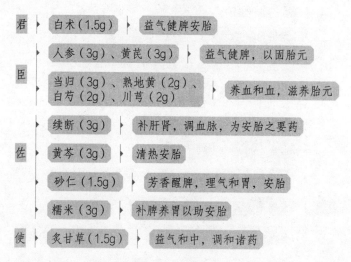

君	白术（1.5g）	益气健脾安胎
臣	人参（3g）、黄芪（3g）	益气健脾，以固胎元
	当归（3g）、熟地黄（2g）、白芍（2g）、川芎（2g）	养血和血，滋养胎元
佐	续断（3g）	补肝肾，调血脉，为安胎之要药
	黄芩（3g）	清热安胎
	砂仁（1.5g）	芳香醒脾，理气和胃，安胎
	糯米（3g）	补脾养胃以助安胎
使	炙甘草（1.5g）	益气和中，调和诸药

【临床要义】本方为补虚安胎之常用方。

【使用注意】宜戒房事、恼怒，忌酒、醋、辛热之物。

第四节 补阴剂

☆六味地黄丸
《小儿药证直诀》

【组　　成】熟地黄　山茱萸　山药　泽泻　牡丹皮　茯苓

【歌诀记忆】六味地黄益肾肝，茱薯丹泽地苓专，
　　　　　　阴虚火旺加知柏，养肝明目杞菊煎，
　　　　　　若加五味成都气，再入麦冬长寿丸。

【功　　效】填精滋阴补肾。

【主　　治】肾阴精不足证。腰膝酸软，头晕目眩，视物昏花，耳鸣耳聋，盗汗，遗精，消渴，骨蒸潮热，手足心热，舌燥咽痛，牙齿动摇，足跟作痛，以及小儿囟门不合，舌红少苔，脉沉细数。

【立体记忆】

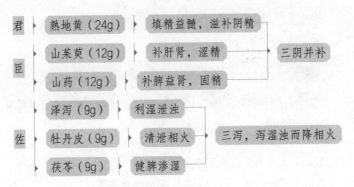

【临床要义】本方为补肾填精之基础方，亦为"三补""三泻"法之代表方。

【使用注意】脾虚泄泻者慎用。

101

左归丸
《景岳全书》

【组　　成】熟地黄　山药　枸杞子　山茱萸　川牛膝　菟丝子
鹿角胶　龟甲胶

【歌诀记忆】左归丸用大熟地，枸杞萸肉薯牛膝，
　　　　　　龟鹿二胶菟丝入，补阴填精功效奇。

【功　　效】滋阴补肾，填精益髓。

【主　　治】真阴不足证。头晕目眩，腰酸腿软，遗精滑泄，自汗盗
汗，口燥舌干，舌红少苔，脉细。

【立体记忆】

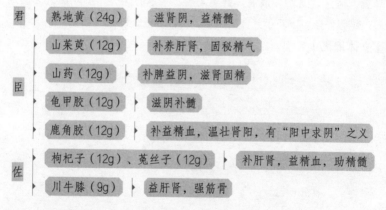

君	熟地黄（24g）	滋肾阴，益精髓
臣	山茱萸（12g）	补养肝肾，固秘精气
	山药（12g）	补脾益阴，滋肾固精
	龟甲胶（12g）	滋阴补髓
	鹿角胶（12g）	补益精血，温壮肾阳，有"阳中求阴"之义
佐	枸杞子（12g）、菟丝子（12g）	补肝肾，益精血，助精髓
	川牛膝（9g）	益肝肾，强筋骨

【临床要义】本方为治疗真阴不足证之常用方。

【使用注意】肾阳亏虚、命门火衰、阳虚腰痛者慎用。

大补阴丸
《丹溪心法》

【组　　成】黄柏　知母　熟地黄　龟甲

【歌诀记忆】大补阴丸熟地黄，龟板知柏合成方，

　　　　　　猪髓蒸熟炼蜜丸，滋阴降火效力强。

【功　　效】滋阴降火。

【主　　治】阴虚火旺证。骨蒸潮热，盗汗遗精，咳嗽咯血，心烦易怒，足膝疼热或痿软，舌红少苔，尺脉数而有力。

【立体记忆】

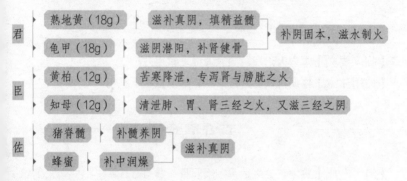

【临床要义】本方为治疗阴虚火旺证之常用方。

【使用注意】脾胃虚弱、食少便溏、火热属实证者不宜用。

☆一贯煎

《续名医类案》

【组　　成】北沙参　麦冬　当归身　生地黄　枸杞子　川楝子

【歌诀记忆】一贯煎中用地黄，沙参枸杞麦冬襄，

　　　　　　当归川楝水煎服，阴虚肝郁是妙方。

【功　　效】滋阴疏肝。

【主　　治】肝肾阴虚，肝气郁滞证。胸脘胁痛，吞酸吐苦，咽干口燥，舌红少津，脉细弱或虚弦。亦治疝气瘕聚。

【立体记忆】

君 ▶ 生地黄（18g） ▶ 滋养肝阴，涵养肝木

▶ 枸杞子（9g） ▶ 滋养肝肾

臣 ▶ 当归身（9g） ▶ 补血养肝，补中有行

▶ 北沙参（9g）、麦冬（9g） ▶ 滋养肺胃之阴

佐 ▶ 川楝子（6g） ▶ 疏肝泄热，理气止痛

【临床要义】本方为治疗阴虚气滞证之常用方。

【使用注意】停痰积饮而舌苔白腻、脉沉弦者不宜用。

☆百合固金汤

《慎斋遗书》

【组　　成】熟地黄　生地黄　当归身　白芍　甘草　桔梗　玄参
贝母　麦冬　百合

【歌诀记忆】百合固金二地黄，玄参贝母桔甘藏，
　　　　　　麦冬芍药当归配，喘咳痰血肺家伤。

【功　　效】滋润肺肾，止咳化痰。

【主　　治】肺肾阴亏，虚火上炎证。咳嗽气喘，痰中带血，咽喉燥
痛，头晕目眩，午后潮热，舌红少苔，脉细数。

【立体记忆】

君 ▶ 生地黄（9g）、熟地黄（9g） ▶ 滋补肾阴，养肺阴，生地黄兼
能凉血，熟地黄兼能补血

臣 ▶ 百合（6g）、麦冬（6g） ▶ 滋养肺阴，润肺止咳

▶ 玄参（3g） ▶ 滋阴壮水，降虚火

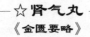

佐	当归身（9g）、白芍（3g） ▶ 补血敛肺止咳
	贝母（6g） ▶ 清热润肺，化痰止咳
	桔梗（3g） ▶ 宣肺利咽，化痰散结，并载药上行 ┐
佐使	甘草（3g） ▶ 调和诸药 ┘ ▶ 利咽喉

【临床要义】本方为滋补肺肾，止咳化痰的常用方。

【使用注意】脾虚便溏食少者不宜用。

第五节　补阳剂

☆肾气丸
《金匮要略》

【组　　成】熟地黄　山药　山茱萸　泽泻　茯苓　牡丹皮　桂枝　炮附子

【歌诀记忆】《金匮》肾气治肾虚，熟地山药及山萸，
　　　　　　丹皮苓泽加附桂，引火归原热下趋。

【功　　效】补肾助阳，化生肾气。

【主　　治】肾阳气不足证。腰痛脚软，身半以下常有冷感，少腹拘急，小便不利，或小便反多，入夜尤甚，阳痿早泄，舌淡而胖，脉虚弱，尺部沉细；以及痰饮，水肿，消渴，脚气，转胞等。

【立体记忆】

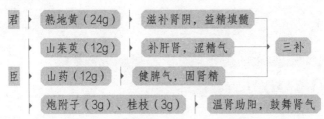

君	熟地黄（24g） ▶ 滋补肾阴，益精填髓 ┐
	山茱萸（12g） ▶ 补肝肾，涩精气 ┤ ▶ 三补
臣	山药（12g） ▶ 健脾气，固肾精 ┘
	炮附子（3g）、桂枝（3g） ▶ 温肾助阳，鼓舞肾气

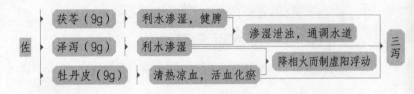

【临床要义】本方为补肾助阳，化生肾气之代表方。

【使用注意】如有咽干、口燥、舌红、少苔等肾阴不足，肾火上炎症状者不宜用。

右归丸
《景岳全书》

【组　　成】熟地黄　山药　山茱萸　枸杞子　菟丝子　鹿角胶　杜仲　肉桂　当归　制附子

【歌诀记忆】右归丸中地附桂，山药茱萸菟丝归，

杜仲鹿胶枸杞子，益火之源此方魁。

【功　　效】温补肾阳，填精益髓。

【主　　治】肾阳不足，命门火衰证。年老或久病气衰神疲，畏寒肢冷，腰膝软弱，阳痿遗精，或阳衰无子，或饮食减少，大便不实，或小便自遗，舌淡苔白，脉沉而迟。

【立体记忆】

君	制附子（6g）、肉桂（6g）、鹿角胶（12g）	培补肾中元阳
臣	熟地黄（24g）、山茱萸（9g）、山药（12g）、枸杞子（12g）	滋阴益肾，养肝补脾，填精补髓，取"阴中求阳"之义
佐	菟丝子（12g）、杜仲（12g）	补肝肾，强腰膝
	当归（9g）	养血补肝

【临床要义】本方为治疗命门火衰证之常用方。

【使用注意】本方纯补无泻，故肾虚兼有湿浊者不宜用。

第六节　阴阳并补剂

☆ 地黄饮子
《黄帝素问宣明论方》

【组　　成】熟地黄　巴戟天　山茱萸　石斛　肉苁蓉　炮附子
五味子　肉桂　茯苓　麦冬　石菖蒲　远志

【歌诀记忆】地黄饮子山茱斛，麦味菖蒲远志茯，
　　　　　　苁蓉桂附巴戟天，少入薄荷姜枣服。

【功　　效】滋肾阴，补肾阳，开窍化痰。

【主　　治】喑痱。舌强不能言，足废不能用，口干不欲饮，足冷面
赤，脉沉细弱。

【立体记忆】

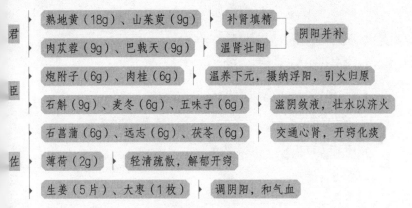

【临床要义】本方为治疗肾虚喑痱之代表方。

【使用注意】气火上升，阴虚肝阳偏亢之突然舌强足废者不宜用。

第七节　气血阴阳并补剂

☆炙甘草汤

《伤寒论》

【组　　成】炙甘草　生姜　人参　生地黄　桂枝　阿胶　麦冬
火麻仁　大枣

【歌诀记忆】炙甘草汤参姜桂，麦冬生地火麻仁，
　　　　　　大枣阿胶加酒服，虚劳肺痿效如神。

【功　　效】滋阴养血，益气温阳，复脉定悸。

【主　　治】①阴血不足，阳气虚弱证。脉结代，心动悸，虚羸少
气，舌光少苔，或舌干而瘦小。②虚劳肺痿。咳嗽，涎唾多，形瘦短
气，虚烦不眠，自汗盗汗，咽干舌燥，大便干结，脉虚数。

【立体记忆】

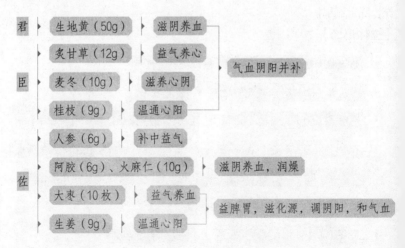

用法中加酒煎服，清酒辛热，可温通血脉，行药势。

【临床要义】本方为治疗气血阴阳虚损证之常用方。

【使用注意】阴虚内热者慎用；中虚湿阻，便溏胸痞者不宜用。

比较记忆

方名	参苓白术散	四君子汤
相同点	均有人参、白术、茯苓、炙甘草，均有益气健脾之功	

		参苓白术散	四君子汤
不同点	组成	由四君子汤加山药、莲子肉、白扁豆、薏苡仁、砂仁、桔梗、大枣	—
	功效	祛湿止泻，兼补益肺气	补气为主
	病证	脾虚夹湿证	脾胃气虚证
	症状	形体消瘦，气短乏力，饮食不化，胸脘痞闷，肠鸣泄泻，肺虚久咳	面色萎白，语声低微，气短乏力，食少便溏

方名	玉屏风散	桂枝汤
相同点	均治表虚自汗	

		玉屏风散	桂枝汤
不同点	组成	蜜黄芪、白术、防风	桂枝、芍药、生姜、大枣、炙甘草
	功效	益气固表止汗，兼以祛风	解肌发表，调和营卫
	病证	表虚自汗	外感风寒表虚证
	症状	汗出恶风，面色㿠白；虚人腠理不固，易于感冒	恶风发热，汗出头痛，鼻鸣干呕

方名		归脾汤	补中益气汤
相同点		均有人参、黄芪、白术、炙甘草、当归，均可益气补脾补血	
不同点	组成	龙眼肉、酸枣仁、木香、茯神、远志、生姜、大枣	陈皮、升麻、柴胡
	功效	益气补血，健脾养心	补中益气，升阳举陷
	病证	心脾气血两虚证、脾不统血证	脾胃气虚证、气虚下陷证、气虚发热证
	症状	心悸怔忡、健忘失眠、体倦食少、便血、崩漏等	少气懒言、发热及脏器下垂等

方名		一贯煎	逍遥散
相同点		均有当归，均可疏肝理气，均可治肝郁不舒之胁痛	
不同点	组成	生地黄、枸杞子、北沙参、麦冬、川楝子	柴胡、白芍、白术、茯苓、炙甘草、薄荷、生姜
	功效	滋阴疏肝	疏肝解郁，养血健脾
	病证	肝肾阴虚，肝气郁滞证	肝郁血虚脾弱证
	症状	胸脘胁痛，吞酸吐苦，咽干口燥；亦治疝气瘕聚	两胁作痛，头痛目眩，口燥咽干，神疲食少，或往来寒热，或月经不调，乳房胀痛，脉弦而虚

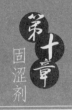

第十章
固涩剂

要点速览

概念	凡以固涩药为主组成，具有收敛固涩作用，用以治疗气、血、精、津耗散滑脱病证的方剂，统称为固涩剂
立法	属于"十剂"中"涩可去脱"范畴
适用范围	自汗盗汗、久咳不止、泻痢不止、遗精滑泄、小便失禁、血崩带下等
分类	固表止汗剂、敛肺止咳剂、涩肠固脱剂、涩精止遗剂、固崩止带剂
使用注意	①外邪未去者，不宜过早使用。②病证属邪实者，以及实热崩中带下等，不宜使用
一级方剂	牡蛎散、九仙散、真人养脏汤、四神丸、桑螵蛸散、固冲汤

第一节　固表止汗剂

☆牡蛎散

《太平惠民和剂局方》

【组　　成】黄芪　麻黄根　煅牡蛎

【歌诀记忆】牡蛎散内用黄芪，小麦麻根合用宜，
　　　　　　卫虚自汗或盗汗，固表敛汗见效奇。

【功　　效】敛阴止汗，益气固表。

【主　　治】自汗、盗汗证。自汗，盗汗，夜卧尤甚，久而不止，心悸惊惕，短气烦倦，舌淡红，脉细弱。

【立体记忆】

君	▶	煅牡蛎（15g）	▶	敛阴潜阳，固涩止汗
臣	▶	黄芪（15g）	▶	益气实卫，固表止汗
佐	▶	麻黄根（15g）	▶	收涩止汗
佐使	▶	小麦（15g）	▶	养心阴，益心气，清心除烦

【临床要义】本方是治疗卫外不固，阴伤心阳不潜之自汗、盗汗证之常用方。

【使用注意】阴虚火旺之盗汗，不宜使用。

第二节　敛肺止咳剂

☆九仙散
王子昭方，录自《医学正传》

【组　　成】人参　款冬花　桑白皮　桔梗　五味子　阿胶　乌梅　贝母　罂粟壳

【歌诀记忆】九仙散中罂粟君，参胶梅味共为臣，
　　　　　　款冬贝桑桔佐使，敛肺止咳益气阴。

【功　　效】敛肺止咳，益气养阴。

【主　　治】久咳伤肺，气阴两伤证。咳嗽日久不已，咳甚则气喘自汗，痰少而黏，脉虚数。

【立体记忆】

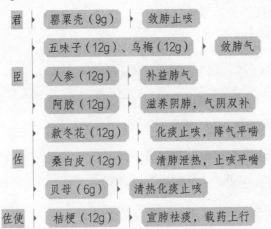

君 ▸ 罂粟壳（9g） ▸ 敛肺止咳

▸ 五味子（12g）、乌梅（12g） ▸ 敛肺气

臣 ▸ 人参（12g） ▸ 补益肺气

▸ 阿胶（12g） ▸ 滋养阴肺，气阴双补

▸ 款冬花（12g） ▸ 化痰止咳，降气平喘

佐 ▸ 桑白皮（12g） ▸ 清肺泄热，止咳平喘

▸ 贝母（6g） ▸ 清热化痰止咳

佐使 ▸ 桔梗（12g） ▸ 宣肺祛痰，载药上行

【临床要义】本方是治疗久咳伤肺，气阴两虚证的常用方。

【使用注意】凡外感咳嗽、痰涎壅肺咳嗽，皆应忌用。本方不可久服，应中病即止，恐罂粟壳性涩有毒，久服成瘾，或收敛太过。

第三节　涩肠固脱剂

☆真人养脏汤
《太平惠民和剂局方》

【组　　成】人参　当归　白术　肉豆蔻　肉桂　炙甘草　白芍　木香　诃子　罂粟壳

【歌诀记忆】真人养脏诃粟壳，肉蔻当归桂木香，
　　　　　　术芍参甘为涩剂，脱肛久痢早煎尝。

【功　　效】温补脾肾，涩肠固脱。

【主　　治】久泻久痢，脾肾虚寒证。大便滑脱不禁，甚则脱肛坠下，

腹痛喜温喜按，或下痢赤白，或便脓血，里急后重，日夜无度，不思饮食，舌淡苔白，脉沉迟细。

【立体记忆】

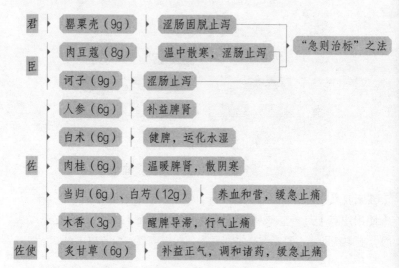

君	罂粟壳（9g）	涩肠固脱止泻	
臣	肉豆蔻（8g）	温中散寒，涩肠止泻	"急则治标"之法
	诃子（9g）	涩肠止泻	
佐	人参（6g）	补益脾肾	
	白术（6g）	健脾，运化水湿	
	肉桂（6g）	温暖脾肾，散阴寒	
	当归（6g）、白芍（12g）	养血和营，缓急止痛	
	木香（3g）	醒脾导滞，行气止痛	
佐使	炙甘草（6g）	补益正气，调和诸药，缓急止痛	

【临床要义】本方是治疗泻痢日久，脾肾虚寒的常用方。

【使用注意】罂粟壳用量应谨慎。若泻痢虽久，但湿热积滞未去者，忌用本方。

☆ 四神丸

《证治准绳》

【组　　成】肉豆蔻　补骨脂　五味子　吴茱萸

【歌诀记忆】四神故纸与吴萸，肉蔻五味四般依，
　　　　　　大枣生姜为丸服，五更肾泄最相宜。

【功　　效】温肾暖脾，固肠止泻。

【主　　治】脾肾阳虚之五更泻。五更泄泻，不思饮食，食不消化，或久泻不愈，腹痛喜温，腰酸肢冷，神疲乏力，舌淡，苔薄白，脉沉迟无力。

【立体记忆】

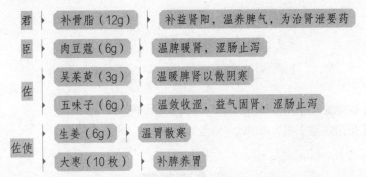

君	▶	补骨脂（12g）	▶	补益肾阳，温养脾气，为治肾泄要药
臣	▶	肉豆蔻（6g）	▶	温脾暖肾，涩肠止泻
佐	▶	吴茱萸（3g）	▶	温暖脾肾以散阴寒
	▶	五味子（6g）	▶	温敛收涩，益气固肾，涩肠止泻
佐使	▶	生姜（6g）	▶	温胃散寒
	▶	大枣（10枚）	▶	补脾养胃

【临床要义】本方是治疗命门火衰，火不暖土所致五更泄泻或久泻之代表方。

【使用注意】泻痢初起，积滞未除者禁用。

第四节　涩精止遗剂

金锁固精丸
《医方集解》

【组　　成】沙苑蒺藜　芡实　莲须　龙骨　煅牡蛎

【歌诀记忆】金锁固精芡实研，莲须龙牡沙苑填，
　　　　　　莲粉糊丸盐汤下，肾虚精滑此方先。

【功　　效】补肾涩精。

【主　　治】肾虚不固之遗精。遗精滑泄，腰酸耳鸣，四肢酸软，神疲乏力，舌淡苔白，脉细弱。

【立体记忆】

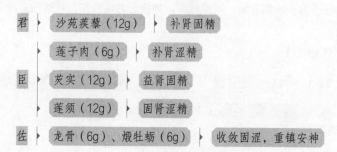

君 ▸ 沙苑蒺藜（12g） ▸ 补肾固精

▸ 莲子肉（6g） ▸ 补肾涩精

臣 ▸ 芡实（12g） ▸ 益肾固精

▸ 莲须（12g） ▸ 固肾涩精

佐 ▸ 龙骨（6g）、煅牡蛎（6g） ▸ 收敛固涩，重镇安神

【临床要义】本方是治疗肾虚精关不固证的常用方。

【使用注意】相火内炽或下焦湿热所致遗精、带下者禁用。

☆ 桑螵蛸散
《本草衍义》

【组　　成】桑螵蛸　远志　石菖蒲　龙骨　人参　茯神　当归　龟甲

【歌诀记忆】桑螵蛸散远龟菖，龙骨茯神人参当，
　　　　　　遗尿遗精神恍惚，调补心肾功用长。

【功　　效】调补心肾，涩精止遗。

【主　　治】心肾两虚证。小便频数，或尿如米泔色，或遗尿，或遗精，心神恍惚，健忘，舌淡苔白，脉细弱。

【立体记忆】

君 ▸ 桑螵蛸（10g） ▸ 补肾，固精止遗

▸ 人参（10g） ▸ 补益心气，安神定志

臣 ▸ 龙骨（10g） ▸ 涩精止遗，镇心安神

▸ 龟甲（10g） ▸ 滋阴潜阳，补肾

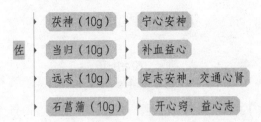

佐	茯神（10g）	宁心安神
	当归（10g）	补血益心
	远志（10g）	定志安神，交通心肾
	石菖蒲（10g）	开心窍，益心志

【临床要义】本方是治疗心肾两虚，水火不交证的常用方。

【使用注意】下焦湿热或相火妄动所致之尿频、遗尿或遗精滑泄不宜用。

缩泉丸
《魏氏家藏》

【组　　成】天台乌药　益智仁

【歌诀记忆】缩泉丸治小便频，膀胱虚寒遗尿斟，

乌药益智各等分，山药糊丸效更珍。

【功　　效】温肾祛寒，缩尿止遗。

【主　　治】膀胱虚寒证。小便频数，或遗尿不禁，舌淡，脉沉弱。

【立体记忆】

君	益智仁（9g）	温补脾肾，固精气，缩小便
臣	天台乌药（9g）	除膀胱肾间冷气，止小便频数
佐	山药	健脾补肾，固涩精气

山药糊丸。

【临床要义】本方为治疗膀胱虚寒证之常用方。

【使用注意】湿热下注或阴虚之尿频不宜用。

第五节　固崩止带剂

☆ 固冲汤
《医学衷中参西录》

【组　　成】白术　黄芪　煅龙骨　煅牡蛎　山萸肉　白芍　海螵蛸
茜草　棕榈炭　五倍子

【歌诀记忆】固冲术芪山萸芍，龙牡棕炭海螵蛸，
　　　　　　　茜草五倍水煎服，益气固冲功效高。

【功　　效】益气健脾，固冲摄血。

【主　　治】脾肾虚弱，冲脉不固证。血崩或月经过多，或漏下不
止，色淡质稀，心悸气短，神疲乏力，腰膝酸软，舌淡，脉细弱。

【立体记忆】

君 ▶	黄芪（18g）、白术（30g）	▶	补气健脾，使气旺摄血
臣 ▶	山萸肉（24g）、白芍（12g）	▶	补肝肾，调冲任，养血敛阴
佐	煅龙骨（24g）、煅牡蛎（24g）、棕榈炭（6g）、五倍子（1.5g）	▶	收敛固涩，增止血之力
	海螵蛸（12g）、茜草（9g）	▶	化瘀止血，使血止而不留瘀

【临床要义】本方是治疗脾肾亏虚，冲脉不固之崩漏、月经过多之常
用方。

【使用注意】血热妄行所致崩漏忌用。

方名		牡蛎散	玉屏风散
相同点		均有黄芪，均可益气固表止汗，用于气虚卫外不固之自汗证	
不同点	组成	牡蛎、麻黄根、小麦	白术、防风
	功效	补敛并用，固涩为主	补气为主
	病证	体虚自汗、盗汗证	表虚自汗
	症状	自汗，盗汗，夜卧尤甚，心悸惊惕，短气疲倦	汗出恶风，面色㿠白；亦治虚人腠理不固，易于感冒

方名		四神丸	真人养脏汤
相同点		均有肉豆蔻，均可温肾暖脾，涩肠止泻，用于脾肾虚寒之泄泻证	
不同点	组成	补骨脂、吴茱萸、五味子、生姜、大枣	人参、罂粟壳、诃子、白术、肉桂、当归、白芍、木香、炙甘草
	功效	温肾为主，兼以暖脾涩肠	固涩为主，兼以温补脾肾
	病证	脾肾阳虚之五更泄证	久泻久痢，脾肾虚寒证
	症状	五更泄泻，不思饮食，食不消化，或久泻不愈，腹痛喜温，腰酸肢冷，神疲乏力	大便滑脱不禁，甚则脱肛坠下，脐腹疼痛，喜按喜温，倦怠食少

方名		桑螵蛸散	金锁固精丸
相同点		均有龙骨，均可涩精止遗，补肾固精，用治肾虚精关不固之遗精滑泄证	
不同点	组成	桑螵蛸、龟甲、人参、茯神、当归、菖蒲、远志	沙苑蒺藜、芡实、莲子肉、莲须、牡蛎
	功效	调补心肾，补益气血，滋阴潜阳	固肾涩精止遗
	病证	心肾两虚证	肾虚不固证
	症状	小便频数，或尿如米泔色，或遗尿遗精，心神恍惚，健忘	遗精滑泄，腰酸耳鸣，神疲乏力

方名		缩泉丸	桑螵蛸散
相同点		均可固涩止遗，均能治疗小便频数或遗尿	
不同点	组成	益智仁、天台乌药、山药	桑螵蛸、龙骨、龟甲、人参、茯神、当归、石菖蒲、远志
	功效	温肾祛寒，缩尿止遗	调补心肾，涩精止遗
	病证	膀胱虚寒证	心肾两虚证
	症状	小便频数，或遗尿不止，小腹怕冷	小便频数，或尿如米泔色，或遗尿遗精，心神恍惚，健忘

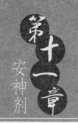

第十一章 安神剂

概念	凡以安神药为主组成，具有安神定志作用，治疗神志不安病证的方剂，统称为安神剂
适用范围	神志不安病证，分为实证和虚证
分类	重镇安神剂、补养安神剂
使用注意	①重镇安神剂多由金石、贝壳类药物组方，易伤胃气，不宜久服。②朱砂等安神药有一定的毒性，不可久服
一级方剂	朱砂安神丸、天王补心丹、酸枣仁汤

第一节　重镇安神剂

☆朱砂安神丸
《内外伤辨惑论》

【组　　成】朱砂　甘草　黄连　当归　生地黄

【歌诀记忆】朱砂安神东垣方，归连甘草合地黄，
　　　　　　怔忡不寐心烦乱，养阴清热可复康。

【功　　效】镇心安神，清热养血。

【主　治】心火亢盛，阴血不足证。心神烦乱，失眠多梦，惊悸怔忡，或胸中懊恼，舌尖红，脉细数。

【立体记忆】

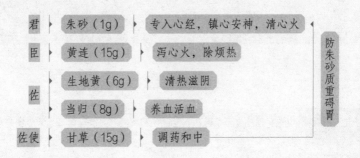

君 → 朱砂（1g）→ 专入心经，镇心安神，清心火
臣 → 黄连（15g）→ 泻心火，除烦热
佐 → 生地黄（6g）→ 清热滋阴
　 → 当归（8g）→ 养血活血
佐使 → 甘草（15g）→ 调药和中

防朱砂质重碍胃

【临床要义】本方为治疗心火亢盛，阴血不足而致神志失宁之代表方。

【使用注意】方中朱砂含硫化汞，不宜多服、久服，以防汞中毒。素体脾胃虚弱者慎用。

磁朱丸
《备急千金要方》

【组　成】磁石　朱砂　神曲

【歌诀记忆】磁朱丸中有神曲，安神潜阳治目疾，
　　　　　　心悸失眠皆可服，癫狂痫证服之宜。

【功　效】重镇安神，交通心肾。

【主　治】心肾不交证。视物昏花，耳鸣耳聋，心悸失眠。亦治癫痫。

【立体记忆】

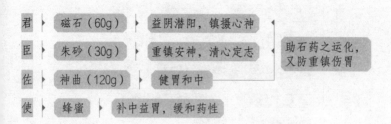

君	磁石（60g）	益阴潜阳，镇摄心神	
臣	朱砂（30g）	重镇安神，清心定志	助石药之运化，又防重镇伤胃
佐	神曲（120g）	健胃和中	
使	蜂蜜	补中益胃，缓和药性	

炼蜜为丸。

【临床要义】本方为重镇安神，交通心肾之代表方。

【使用注意】方中磁石、朱砂均为重坠之品，用量不宜过重，且不宜久服。

第二节 补养安神剂

☆天王补心丹

《摄生秘剖》

【组　　成】酸枣仁　柏子仁　当归身　天冬　麦冬　人参　茯苓　玄参　丹参　桔梗　远志　五味子　生地黄

【歌诀记忆】补心丹用柏枣仁，二冬生地当归身，

　　　　　　三参桔梗朱砂味，远志茯苓共养神。

【功　　效】滋阴养血，补心安神。

【主　　治】阴虚血少，神志不安证。心悸怔忡，虚烦失眠，神疲健忘，或梦遗，手足心热，口舌生疮，大便干结，舌红少苔，脉细数。

【立体记忆】

君 ▸ 生地黄（12g）▸ 滋阴养血，清虚热

▸ 天冬（9g）、麦冬（9g）▸ 滋阴清热

臣 ▸ 酸枣仁（9g）、柏子仁（9g）▸ 养心安神

▸ 当归身（9g）▸ 补心血，养心安神

▸ 人参（5g）▸ 补气

▸ 五味子（5g）▸ 敛阴，养心神

▸ 茯苓（5g）、远志（5g）▸ 养心安神，交通心肾

佐 ▸ 玄参（5g）▸ 滋阴降火

▸ 丹参（5g）▸ 养心血而活血

▸ 朱砂（9~15g）▸ 镇心安神，兼治其标

使 ▸ 桔梗（5g）▸ 载药上行，使药力上入心经

【临床要义】本方为治疗心肾阴血亏虚，虚火上炎，神志不安之常用方。

【使用注意】方中滋阴药较多，脾胃虚弱、食少便溏者慎用。

☆酸枣仁汤
《金匮要略》

【组　　成】酸枣仁　甘草　知母　茯苓　川芎

【歌诀记忆】酸枣仁汤治失眠，川芎知草茯苓煎，
　　　　　　养血除烦清虚热，安然入睡梦香甜。

【功　　效】养血安神，清热除烦。

【主　　治】肝血不足，虚热内扰之虚烦不眠证。虚烦失眠，心悸不安，头目眩晕，咽干口燥，舌红，脉弦细。

【立体记忆】

君 ▶ 酸枣仁（15g）▶ 养血补肝，宁心安神

臣 ▶ 茯苓（6g）▶ 宁心安神

▶ 知母（6g）▶ 滋阴润燥，清热除烦

佐 ▶ 川芎（6g）▶ 调肝血，疏肝气

佐使 ▶ 甘草（3g）▶ 和中缓急，调和诸药

寓散于收，补中有行，共奏养血调肝之功

【临床要义】本方为治疗肝血虚而致虚烦失眠之常用方。

【使用注意】本方重用酸枣仁，且需先煎，方能取效。

甘麦大枣汤
《金匮要略》

【组　　成】甘草　小麦　大枣

【歌诀记忆】《金匮》甘麦大枣汤，妇人脏躁喜悲伤，

精神恍惚常欲哭，养心安神效力彰。

【功　　效】养心安神，和中缓急。

【主　　治】脏躁。精神恍惚，常悲伤欲哭，不能自主，心中烦乱，睡眠不安，甚则言行失常，呵欠频作，舌淡红苔少，脉细略数。

【立体记忆】

君 ▶ 小麦（15g）▶ 补心养肝，益阴除烦，宁心安神

臣 ▶ 甘草（9g）▶ 补养心气，和中缓急

佐 ▶ 大枣（10枚）▶ 益气和中，润燥缓急

【临床要义】本方为治疗脏躁之代表方。

【使用注意】痰火内盛之癫狂证不宜用。

方名		磁朱丸	朱砂安神丸
相同点		均有朱砂，均可重镇安神，均可治失眠、心悸、多梦等	
不同点	组成	磁石、神曲	黄连、生地黄、当归、甘草
	功效	重镇安神，交通心肾	镇心泻火，养血滋阴
	病证	心肾不交证	心火亢盛，阴血不足证
	症状	视物昏花，耳鸣耳聋，心悸失眠。亦治癫痫	心神烦乱，失眠多梦，惊悸怔忡，或胸中懊憹

方名		酸枣仁汤	朱砂安神丸
相同点		均有甘草，同治失眠	
不同点	组成	酸枣仁、茯苓、知母、川芎	朱砂、黄连、生地黄、当归
	功效	养血安神，清热除烦	镇心安神，清热养血
	病证	肝血不足，虚热内扰之虚烦不眠证	心火亢盛，阴血不足证
	症状	虚烦失眠，头目眩晕，咽干口燥，脉弦细	心神烦乱，惊悸，失眠，舌尖红，脉细数

方名		酸枣仁汤	天王补心丹
相同点		均有酸枣仁、茯苓，均可滋阴补血、养心安神，均可治阴血不足、虚热内扰之虚烦失眠证	
不同点	组成	知母、川芎、甘草	生地黄、天冬、麦冬、柏子仁、当归、人参、五味子、玄参、丹参、朱砂、桔梗、远志
	功效	养血安神，清热除烦	滋阴养血，补心安神
	病证	肝血不足，虚热内扰之虚烦不眠证	阴虚血少，神志不安证
	症状	虚烦失眠，心悸不安，头目眩晕，咽干口燥	心悸怔忡，虚烦失眠，神疲健忘，或梦遗，手足心热，口舌生疮，大便干结

方名	归脾汤	天王补心丹
相同点	同用酸枣仁、远志、当归、人参等，均可宁心安神，治疗失眠	
不同点 组成	黄芪、龙眼肉、白术、木香、茯神、生姜、大枣、炙甘草	生地黄、天冬、麦冬、柏子仁、五味子、茯苓、玄参、丹参、朱砂、桔梗
不同点 功效	补养心脾气血	补心肾阴血
不同点 病证	①心脾气血两虚证。②脾不统血证	阴虚血少，神志不安证
不同点 症状	心悸怔忡，健忘失眠，气短乏力，面色萎黄，舌淡，苔薄白，脉细弱。或妇女崩漏，月经超前，量多色淡，或淋漓不止，皮下紫癜，舌淡等	心悸怔忡，虚烦失眠，神疲健忘，或梦遗，手足心热，口舌生疮，大便干结，舌红少苔，脉细数

方名	甘麦大枣汤	酸枣仁汤
相同点	均有甘草，均可滋养安神，均可治阴血不足之失眠不安	
不同点 组成	小麦、大枣	酸枣仁、茯苓、知母、川芎
不同点 功效	养心安神，和中缓急	养血安神，清热除烦
不同点 病证	脏躁	肝血不足，虚热内扰之虚烦不眠证
不同点 症状	精神恍惚，常悲伤欲哭，不能自主，心中烦乱，睡眠不安，甚则言行失常，呵欠频作	虚烦失眠，心悸不安，头目眩晕，咽干口燥

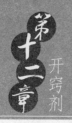

要点速览

概念	凡以芳香开窍药为主组成，具有开窍醒神作用，治疗窍闭神昏证的方剂，统称开窍剂
适用范围	窍闭神昏之证，分为热闭和寒闭
分类	凉开剂、温开剂
使用注意	①中病即止，不宜久服。②本类方剂多制成丸、散剂，不宜加热煎煮

第一节 凉开剂

安宫牛黄丸
《温病条辨》

【组　　成】牛黄　郁金　犀角（水牛角代）　黄连　朱砂　冰片　麝香　珍珠　山栀子　雄黄　黄芩

【歌诀记忆】安宫牛黄开窍方，芩连栀郁朱雄黄，
　　　　　　犀角珍珠冰麝箔，热闭心包功效良。

【功　　效】清热解毒，豁痰开窍。

【主　　治】邪热内陷心包证。高热烦躁，神昏谵语，口干舌燥，或舌謇肢厥，舌红或绛，脉数。亦治中风昏迷，小儿惊厥属邪热内闭者。

【立体记忆】

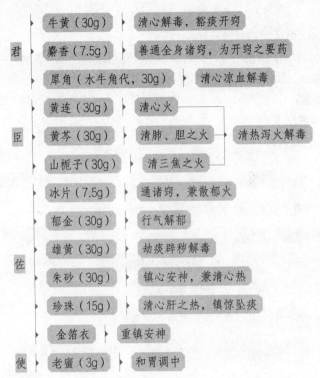

【临床要义】本方为治疗热陷心包证之常用方，亦为凉开法之代表方。

【使用注意】寒闭证或脱证禁用。当中病即止，不宜过服、久服。孕妇慎用。

紫雪

《苏恭方》，录自《外台秘要》

【组　　成】黄金　寒水石　石膏　磁石　滑石　玄参　羚羊角
犀角（水牛角代）　升麻　沉香　丁香　青木香　炙甘草

129

【歌诀记忆】紫雪犀羚朱朴硝，硝磁寒水滑和膏，

丁沉木麝升玄草，更用赤金法亦超。

【功　　效】清热开窍，息风止痉。

【主　　治】热闭心包，热盛动风证。高热烦躁，神昏谵语，痉厥，口渴唇焦，尿赤便秘，舌质红绛，苔干黄，脉数有力或弦数；以及小儿热盛惊厥。

【立体记忆】

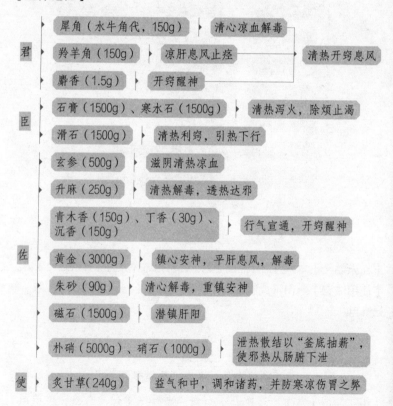

【临床要义】本方为治疗热闭心包，热盛动风证的常用方。

【使用注意】服药应中病即止。脱证、虚风内动与小儿慢惊者非本方所宜。孕妇禁用。

至宝丹
《灵苑方》引郑感方，录自《苏沈良方》

【组　　成】犀角（水牛角代）　玳瑁　琥珀　朱砂　雄黄　牛黄　龙脑　麝香　安息香　金箔　银箔

【歌诀记忆】至宝朱砂麝息香，雄黄犀角与牛黄，
　　　　　　金银二箔兼龙脑，琥珀还同玳瑁良。

【功　　效】清热开窍，化浊解毒。

【主　　治】痰热内闭心包证。神昏谵语，身热烦躁，痰盛气粗，舌绛苔黄垢腻，脉滑数。亦治中风、中暑、小儿惊厥属于热痰内闭者。

【立体记忆】

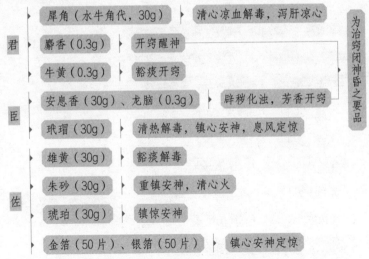

【临床要义】本方为治疗痰热内闭心包证的常用方。

【使用注意】神昏谵语由阳盛阴虚所致者忌用。孕妇慎用。

第二节 温开剂

苏合香丸
《广济方》，录自《外台秘要》

【组　　成】白术　朱砂　麝香　诃子　香附　沉香　青木香　丁香　安息香　白檀香　荜茇　犀角（水牛角代）　乳香　苏合香　冰片

【歌诀记忆】苏合香丸麝息香，木丁熏陆荜檀襄，
　　　　　　犀冰术沉诃香附，衣用朱砂中恶尝。

【功　　效】温通开窍，行气止痛。

【主　　治】寒闭证。突然昏倒，牙关紧闭，不省人事，苔白，脉迟。亦治心腹猝痛，甚则昏厥。中风、中气及感受时行瘴疠之气等属寒凝气滞之闭证者。

【立体记忆】

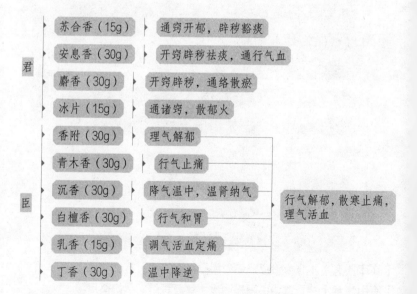

132

佐 {
- 荜茇（30g） ▶ 温中散寒，下气止痛
- 犀角（水牛角代，30g） ▶ 凉血清心，泻火解毒
- 朱砂（30g） ▶ 清心解毒，重镇安神
- 白术（30g） ▶ 益气健脾，燥湿化浊
- 诃子（30g） ▶ 温涩收敛，下气止痛
}

一补一敛，防辛散走窜太过

【临床要义】本方为温开法的代表方，又是治疗寒闭证以及心腹疼痛属于寒凝气滞证的常用方。

【使用注意】不可过量服用。孕妇慎用，脱证、热闭者禁用。

--- 比较记忆 ---

方名		安宫牛黄丸	紫雪	至宝丹
相同点		均可清热开窍，治疗热闭心包之证，合称凉开"三宝"		
不同点	功用	长于清热解毒	长于息风止痉	长于化浊辟秽
	主治	邪热偏盛而身热较重者	兼有热动肝风而痉厥抽搐者	痰浊偏盛而昏迷较重者

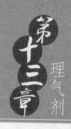

要点速览

概念	凡以理气药为主组成，具有行气或降气的功用，用于治疗气滞或气逆病证的方剂，统称理气剂
立法	属于"八法"中的"消法"
适用范围	气机升降失常导致的气虚、气陷、气滞、气逆证
分类	行气剂、降气剂
使用注意	①多为辛温香燥之品，易耗气伤津，助热生火，用量需谨慎。②年老体弱、阴虚火旺，或有出血倾向者，或孕妇及正值经期的妇女慎用
一级方剂	枳实薤白桂枝汤、瓜蒌薤白白酒汤、半夏厚朴汤、天台乌药散、枳实消痞丸、枳术丸、苏子降气汤、定喘汤、旋覆代赭汤、橘皮竹茹汤

第一节 行气剂

越鞠丸
《丹溪心法》

【组　　成】香附　苍术　川芎　栀子　神曲

【歌诀记忆】越鞠丸治六般郁，气血痰火湿食因，

　　　　　　芎苍香附兼栀曲，气畅郁舒痛闷伸。

【功　　效】行气解郁。

【主　　治】六郁证。胸膈痞闷，脘腹胀痛，嗳腐吞酸，恶心呕吐，饮食不消。

【立体记忆】

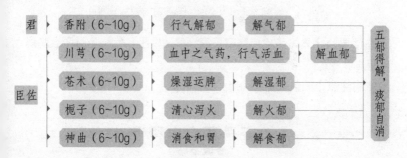

【临床要义】本方是治疗气血痰火湿食"六郁"之代表方。

【使用注意】阴血不足、脾胃虚弱者慎用。

☆枳实薤白桂枝汤
《金匮要略》

【组　　成】枳实　厚朴　薤白　桂枝　瓜蒌

【歌诀记忆】枳实薤白桂枝汤，厚蒌合用胸痹方，

　　　　　　胸阳不振痰气结，通阳散结下气强。

【功　　效】通阳散结，祛痰下气。

【主　　治】胸痹。气结在胸，胸满而痛，甚或气从胁下上逆抢心，舌苔白腻，脉沉弦或紧。

【立体记忆】

君	瓜蒌（24g）	涤痰散结，开胸通痹
	薤白（9g）	通阳散结，化痰散寒
臣	枳实（12g）	下气破结，消痞除满
	厚朴（12g）	燥湿化痰，下气除满
佐	桂枝（3g）	通阳散结，降逆平冲

【临床要义】本方是治疗胸阳不振，痰浊中阻，气结于胸所致胸痹之常用方。

【使用注意】阳虚气弱者忌用。

☆ 瓜蒌薤白白酒汤
《金匮要略》

【组　　成】瓜蒌　薤白　白酒

【歌诀记忆】瓜蒌薤白白酒汤，胸痹胸闷痛难当，
　　　　　　喘息短气时咳唾，难卧仍加半夏良。

【功　　效】通阳散结，行气祛痰。

【主　　治】胸痹，胸阳不振，痰气互结证。胸部闷痛，甚至胸痛彻背，咳唾喘息，短气，舌苔白腻，脉沉弦或紧。

【立体记忆】

君	瓜蒌（24g）	涤痰散结，理气宽胸
臣	薤白（12g）	通阳散结，行气止痛
佐使	白酒（适量）	行气活血，增行气通阳之力

【临床要义】本方为治疗胸阳不振，气滞痰阻之胸痹的基础方。

【使用注意】阳虚气弱，尤以虚寒证明显者禁用。

☆半夏厚朴汤

《金匮要略》

【组　　成】半夏　厚朴　茯苓　生姜　紫苏叶

【歌诀记忆】半夏厚朴与紫苏，茯苓生姜共煎服，

痰凝气聚成梅核，降逆开郁气自舒。

【功　　效】行气散结，降逆化痰。

【主　　治】梅核气。咽中如有物阻，咯吐不出，吞咽不下，或咳或呕，舌苔白润或白滑，脉弦缓或弦滑。

【立体记忆】

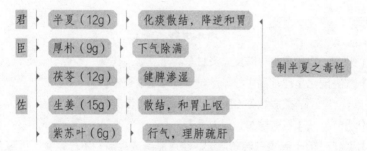

君	▶	半夏（12g）	▶	化痰散结，降逆和胃
臣	▶	厚朴（9g）	▶	下气除满
		茯苓（12g）	▶	健脾渗湿
佐		生姜（15g）	▶	散结，和胃止呕
		紫苏叶（6g）	▶	行气，理肺疏肝

制半夏之毒性

【临床要义】本方为治疗痰气互结之梅核气的代表方。

【使用注意】气郁化火或阴伤津少者不宜用。

金铃子散

《太平圣惠方》，录自《袖珍方》

【组　　成】金铃子　延胡索

【歌诀记忆】金铃子散止痛方，延胡酒调效更强，

疏肝泄热行气血，心腹胸胁痛经良。

【功　　效】疏肝泄热，活血止痛。

【主　　治】肝郁化火证。胸腹、胁肋、脘腹诸痛，或痛经、疝气

痛，时发时止，口苦，舌红苔黄，脉弦数。

【立体记忆】

| 君 | 金铃子（9g） | 疏肝行气，清泄肝火而止痛 |
| 臣佐 | 延胡索（9g） | 行气活血，止痛 |

为末，酒或开水送服；亦可为汤剂，水煎服。

【临床要义】本方为治疗气郁化火证之常用方。

【使用注意】肝气郁滞属寒者不宜用。

厚朴温中汤
《内外伤辨惑论》

【组　　成】厚朴　陈皮　炙甘草　草豆蔻　茯苓　木香　干姜

【歌诀记忆】厚朴温中陈草苓，干姜草蔻木香停，
　　　　　　煎服加姜治腹痛，脘腹胀满用皆灵。

【功　　效】行气除满，温中燥湿。

【主　　治】脾胃气滞寒湿证。脘腹胀满或疼痛，不思饮食，舌苔白腻，脉沉弦。

【立体记忆】

君	厚朴（15g）	行气消胀，燥湿除满
臣	草豆蔻（8g）	行气燥湿，温中散寒
佐	陈皮（15g）、木香（8g）	行气宽中
	干姜（2g）、生姜（3片）	温脾暖胃，散寒止痛
	茯苓（8g）	渗湿健脾
佐使	炙甘草（8g）	益气和中，调和诸药

【临床要义】本方为治疗脾胃气滞寒湿证之代表方。

【使用注意】脾胃湿热者慎用。

☆ 天台乌药散
《圣济总录》

【组　　成】乌药　木香　小茴香　青皮　高良姜　槟榔　川楝子
巴豆

【歌诀记忆】天台乌药木茴香，巴豆川楝青槟姜，
　　　　　　行气疏肝止疼痛，寒疝腹痛是良方。

【功　　效】行气疏肝，散寒止痛。

【主　　治】寒凝气滞证。小肠疝气，少腹痛引睾丸，舌淡，苔白，
脉沉弦。亦治妇女痛经、癥聚。

【立体记忆】

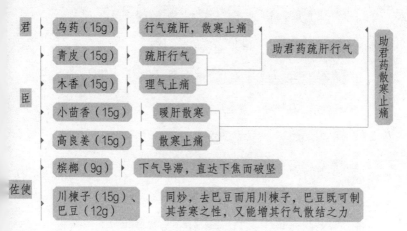

【临床要义】本方是治疗寒凝肝脉所致疝痛的常用方。

【使用注意】湿热下注之疝痛不用此方。

橘核丸

《济生方》

【组　　成】橘核　海藻　昆布　海带　川楝子　桃仁　厚朴　木通　枳实　延胡索　桂心　木香

【歌诀记忆】橘核丸中川楝桂，朴实延胡藻带昆，
　　　　　　桃仁二木酒糊丸，癥疝痛顽盐酒吞。

【功　　效】行气止痛，软坚散结。

【主　　治】癥疝。睾丸肿胀偏坠，或坚硬如石，或痛引脐腹，甚则阴囊肿大，轻者时出黄水，重者成痈溃烂。

【立体记忆】

君	橘核（30g）	入肝行气，散结止痛，乃治疝要药
臣	川楝子（30g）	行气疏肝，开气分之郁结
	桃仁（30g）	活血，行血分之瘀滞
	海藻（30g）、昆布（30g）、海带（30g）	软坚散结消肿
佐	木香（15g）	行气止痛
	枳实（15g）	行气破滞
	厚朴（15g）	下气除湿
	延胡索（15g）	活血化瘀
	木通（15g）	通利经脉而利下焦湿邪
	桂心（15g）	温肝肾，散寒凝

【临床要义】本方为治疗寒湿疝气的常用方。

【使用注意】肝肾阴虚或兼有内热者忌用。

☆ 枳实消痞丸
《兰室秘藏》

【组　　成】干姜　炙甘草　麦芽曲　茯苓　白术　半夏曲　人参
厚朴　枳实　黄连

【歌诀记忆】枳实消痞四君全，麦芽夏曲朴姜连，
　　　　　　蒸饼糊丸消积满，清热破结补虚全。

【功　　效】行气消痞，健脾和胃。

【主　　治】脾虚气滞，寒热互结证。心下痞满，不欲饮食，倦怠乏
力，舌苔腻而微黄，脉弦。

【立体记忆】

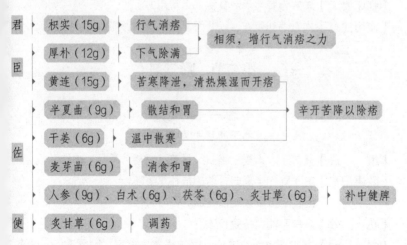

【临床要义】本方是治疗脾虚气滞，寒热互结之心下痞满证的常用方。

【使用注意】脾胃虚寒者慎用。

☆ 枳术丸

《内外伤辨惑论》引张洁古方

【组　　成】枳实　白术

【歌诀记忆】健脾消痞枳术丸，攻补兼施消胀满，

　　　　　　曲麦枳术兼伤食，橘半枳术痰滞餐。

【功　　效】健脾消痞。

【主　　治】脾虚气滞，饮食停积。胸脘痞满，不思饮食，舌淡苔白，脉弱。

【立体记忆】

| 君 | ▶ | 白术（6g） | ▶ | 益气健脾 |
| 臣 | ▶ | 枳实（12g） | ▶ | 行气消痞 |

【临床要义】本方为脾虚气滞食积证之常用方。

【使用注意】本方消补兼施，以补为主，食积内停属实证者忌用。

第二节　降气剂

☆ 苏子降气汤

《太平惠民和剂局方》

【组　　成】紫苏子　半夏　当归　甘草　前胡　厚朴　肉桂

【歌诀记忆】苏子降气半夏归，前胡桂朴草姜随，

　　　　　　上实下虚痰嗽喘，或加沉香与肉桂。

【功　　效】降气平喘，祛痰止咳。

【主　　治】上实下虚之喘咳证。喘咳痰多，短气，胸膈满闷，呼多吸少，或腰疼脚软，或肢体浮肿，舌苔白滑或白腻，脉弦滑。

【立体记忆】

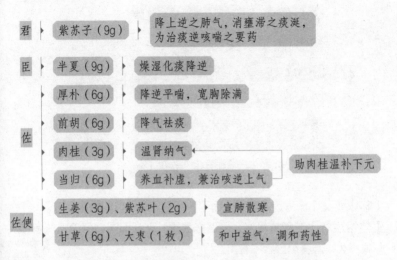

君 ▶ 紫苏子（9g） ▶ 降上逆之肺气，消壅滞之痰涎，为治痰逆咳喘之要药

臣 ▶ 半夏（9g） ▶ 燥湿化痰降逆

佐 ▶ 厚朴（6g） ▶ 降逆平喘，宽胸除满
▶ 前胡（6g） ▶ 降气祛痰
▶ 肉桂（3g） ▶ 温肾纳气
▶ 当归（6g） ▶ 养血补虚，兼治咳逆上气
　　　　　　　　　　　　　　　　　　助肉桂温补下元

佐使 ▶ 生姜（3g）、紫苏叶（2g） ▶ 宣肺散寒
▶ 甘草（6g）、大枣（1枚） ▶ 和中益气，调和药性

【临床要义】本方是治疗痰涎壅盛，上实下虚之喘咳的常用方。

【使用注意】肺肾阴虚的喘咳以及肺热喘咳之证不宜用。

☆ 定喘汤
《摄生众妙方》

【组　　成】白果　麻黄　紫苏子　甘草　款冬花　苦杏仁　桑白皮　黄芩　法半夏

【歌诀记忆】定喘白果与麻黄，款冬半夏白皮桑，
　　　　　　苏杏黄芩兼甘草，外寒痰热喘哮尝。

【功　　效】宣降肺气，清热化痰。

【主　　治】痰热内蕴，风寒外束之哮喘。咳喘痰多气急，痰稠色黄，或微恶风寒，舌苔滑腻，脉滑数。

【立体记忆】

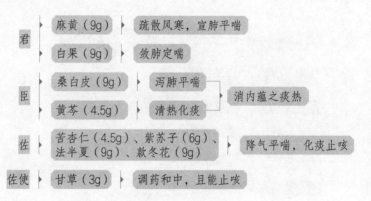

【临床要义】本方为治疗痰热内蕴，风寒外束之哮喘的常用方。

【使用注意】若新感风寒，虽恶寒发热、无汗而喘，但无痰热者以及哮喘日久，肺肾阴虚者不宜用。

☆ 旋覆代赭汤
《伤寒论》

【组　　成】旋覆花　人参　生姜　赭石　炙甘草　半夏　大枣

【歌诀记忆】旋覆代赭用人参，半夏甘姜大枣临，
　　　　　　重以镇逆咸软痞，痞硬噫气力能禁。

【功　　效】降逆化痰，益气和胃。

【主　　治】胃虚痰气逆阻证。心下痞硬，噫气不除，或见纳差、呃逆、恶心，甚或呕吐，舌苔白腻，脉缓或滑。

【立体记忆】

君　▶　旋覆花（9g）　▶　下气消痰，降逆止噫

臣　▶　赭石（3g）　▶　降逆止呃，下气化痰

佐 {
半夏（9g） ▸ 祛痰散结，降逆和胃

生姜（15g） ▸ 和胃降逆以止呕，宣散水气以祛痰

人参（6g）、大枣（4枚） ▸ 益气，健脾养胃
}

佐使 ▸ 炙甘草（9g） ▸ 和中，调和诸药

【临床要义】本方为治疗胃虚痰阻气逆证的常用方。

【使用注意】证属脾胃湿热和中焦虚寒者不宜用。

☆ 橘皮竹茹汤
《金匮要略》

【组　　成】陈皮　竹茹　大枣　生姜　甘草　人参

【歌诀记忆】橘皮竹茹治呕逆，人参甘草枣姜益，
　　　　　　胃虚有热失和降，久病之后最相宜。

【功　　效】降逆止呃，益气清热。

【主　　治】胃虚有热之呃逆。呃逆或干呕，虚烦少气，口干，舌红嫩，脉虚数。

【立体记忆】

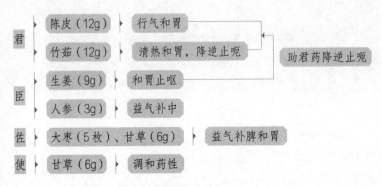

145

【临床要义】本方为治疗胃虚有热，气逆不降之呃逆常用方。

【使用注意】因虚寒或实热而致呃逆者不宜用。

比较记忆

方名		瓜蒌薤白白酒汤	枳实薤白桂枝汤
相同点		均有瓜蒌、薤白，均能通阳散结，行气祛痰，治疗胸阳不振，痰阻气滞之胸痹	
不同点	组成	白酒	枳实、厚朴、桂枝
	功效	通阳散结之力小	通阳散结之力大
	病证	胸痹而痰浊较轻	胸痹而气结甚者
	症状	胸痛彻背，咳唾喘息	胸满而痛，气从胁下上逆抢心

方名		橘核丸	天台乌药散
相同点		均有木香、川楝子，均能入肝行气止痛，治疗疝气疼痛	
不同点	组成	橘核、桃仁、海藻、昆布、海带、延胡索、厚朴、枳实、桂心、木通	乌药、青皮、小茴香、高良姜、槟榔、巴豆
	功效	兼能软坚散结	专行气散寒，且以行气止痛为佳
	病证	寒湿客于肝脉，肝经气血瘀滞之㿗疝	寒凝气滞的小肠疝气
	症状	睾丸肿胀硬痛	少腹痛引睾丸、偏坠肿胀

方名		定喘汤	苏子降气汤
相同点		均有紫苏子、半夏、甘草，均能降气平喘	
不同点	组成	麻黄、白果、黄芩、桑白皮、款冬花、苦杏仁	厚朴、前胡、当归、肉桂
	功效	宣降肺气，清热化痰	下气祛痰，温肾纳气
	病证	风寒外束、痰热内蕴之哮喘	上实下虚而以上实为主的喘咳
	症状	痰稠色黄，或微恶风寒	胸膈满闷，腰疼脚软或肢体浮肿

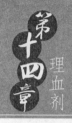

第十四章 理血剂

概念	凡以理血药为主组成，具有活血化瘀或止血作用，治疗瘀血证或出血证的方剂，统称理血剂
适用范围	瘀血、出血、血虚等证
分类	活血祛瘀剂、止血剂
使用注意	活血祛瘀剂中病即止，不可久服，且妇女经期、月经过多及孕妇慎用或忌用
一级方剂	桃核承气汤、血府逐瘀汤、补阳还五汤、复元活血汤、温经汤、生化汤、咳血方、小蓟饮子、槐花散、黄土汤

第一节 活血祛瘀剂

☆ 桃核承气汤
《伤寒论》

【组　　成】桃仁　大黄　桂枝　炙甘草　芒硝

【歌诀记忆】桃仁承气五般施，甘草硝黄并桂枝，
　　　　　　瘀热互结小腹胀，蓄血如狂最相宜。

【功　　效】逐瘀泻热。

【主　治】下焦蓄血证。少腹急结，小便自利，至夜发热，其人如狂，甚则谵语烦躁；以及血瘀经闭，痛经，脉沉实而涩者。

【立体记忆】

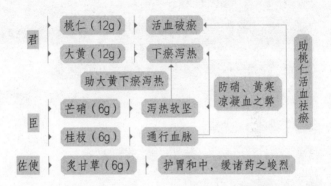

【临床要义】本方为逐瘀泻热法之基础方，亦为治疗瘀热互结，下焦蓄血证之代表方。

【使用注意】瘀血寒证者慎用，孕妇禁用。

大黄䗪虫丸
《金匮要略》

【组　成】大黄　黄芩　甘草　桃仁　苦杏仁　芍药　生地黄　干漆　虻虫　水蛭　蛴螬　䗪虫

【歌诀记忆】大黄䗪虫芩芍桃，地黄杏草漆蛴螬，
　　　　　　水蛭虻虫和丸服，去瘀生新干血疗。

【功　效】活血消癥，祛瘀生新。

【主　治】五劳虚极。形体羸瘦，腹满不能饮食，肌肤甲错，两目暗黑。

【立体记忆】

君
- 大黄（7.5g）▶ 泻下攻积，活血祛瘀
- 䗪虫（3g）▶ 破血祛瘀

臣
- 桃仁（6g）、干漆（3g）、蛴螬（6g）、水蛭（6g）、虻虫（6g）▶ 破血通络，攻逐血瘀

佐
- 苦杏仁（6g）▶ 开宣肺气，润肠通便，通利气机
- 生地黄（30g）、芍药（12g）▶ 滋养阴血，使破血而不伤血
- 黄芩（6g）▶ 清热

使
- 甘草（9g）、白蜜 ▶ 益气缓中，调和诸药
- 酒 ▶ 助活血以行药力

【临床要义】本方为治疗"干血痨"之代表方。

【使用注意】气血虚弱证者慎用，孕妇禁用。

☆ 血府逐瘀汤

《医林改错》

【组　　成】桃仁　红花　当归　生地黄　川芎　赤芍　牛膝　桔梗　柴胡　枳壳　甘草

【歌诀记忆】血府当归生地桃，红花枳壳膝芎饶，
　　　　　　柴胡赤芍甘桔梗，血化下行不作痨。

【功　　效】活血化瘀，行气止痛。

【主　　治】胸中血瘀证。胸痛，头痛，日久不愈，痛如针刺而有定处，或呃逆日久不止，或饮水即呛，干呕，或内热瞀闷，或心悸怔忡，失眠多梦，急躁易怒，入暮潮热，唇暗或两目暗黑，舌质暗红或有瘀斑、瘀点，脉涩或弦紧。

【立体记忆】

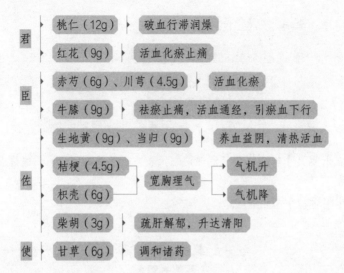

【临床要义】本方为治疗胸中血瘀证之代表方。

【使用注意】孕妇忌用。

☆ 补阳还五汤
《医林改错》

【组　　成】黄芪　当归尾　赤芍　地龙　川芎　红花　桃仁

【歌诀记忆】补阳还五赤芍芎，归尾通经佐地龙，
　　　　　　四两黄芪为主药，血中瘀滞用桃红。

【功　　效】补气活血通络。

【主　　治】气虚血瘀之中风。半身不遂，口眼㖞斜，语言謇涩，口角流涎，小便频数或遗尿不禁，舌暗淡，苔白，脉缓无力。

【立体记忆】

君 ▶ 黄芪（120g） ▶ 大补脾胃之气

臣 ▶ 当归尾（6g） ▶ 活血通络

佐 ▶ 赤芍（4.5g）、川芎（3g）、桃仁（3g）、红花（3g） ▶ 活血祛瘀

佐使 ▶ 地龙（3g） ▶ 通经活络，并引诸药直达络中

【临床要义】本方为益气活血法之代表方，又是治疗中风后遗症之常用方。

【使用注意】愈后继服。

☆复元活血汤
《医学发明》

【组　　成】柴胡　天花粉　当归　红花　甘草　穿山甲　酒大黄　桃仁

【歌诀记忆】复元活血汤柴胡，花粉当归山甲入，
　　　　　　桃仁红花大黄草，损伤瘀血酒煎祛。

【功　　效】活血祛瘀，疏肝通络。

【主　　治】跌打损伤，瘀血阻滞证。胁肋瘀肿，痛不可忍。

【立体记忆】

君 ▶ 酒大黄（18g） ▶ 荡涤凝瘀败血，导瘀下行，推陈致新

▶ 柴胡（15g） ▶ 疏肝行气，引诸药入肝经

臣 ▶ 桃仁（15g）、红花（6g） ▶ 活血祛瘀，消肿止痛

▶ 穿山甲（6g） ▶ 破瘀通络，消肿散结

佐 当归（9g） ▶ 补血活血

天花粉（9g） ▶ 入血分助诸药而消瘀散结，清热消肿

使 ▶ 甘草（6g） ▶ 缓急止痛，调和诸药

【临床要义】本方为治疗跌打损伤，瘀血阻滞证的常用方。

【使用注意】服药时瘀血下则止。孕妇忌服。

七厘散
《同寿录》

【组　　成】朱砂　麝香　冰片　乳香　红花　没药　血竭　儿茶

【歌诀记忆】七厘散是伤科方，血竭红花冰麝香，

乳没儿茶朱共末，活血行瘀定痛良。

【功　　效】散瘀消肿，定痛止血。

【主　　治】跌打损伤，筋断骨折之瘀血肿痛，或刀伤出血。并治无名肿毒，烧伤烫伤等。

【立体记忆】

君 ▶ 血竭（30g） ▶ 活血散瘀止痛，收敛止血

▶ 红花（4.5g） ▶ 活血祛瘀

臣 乳香（4.5g）、没药（4.5g） ▶ 化瘀行气，消肿止痛

▶ 麝香（0.36g）、冰片（0.36g） ▶ 活血通络，散瘀止痛

儿茶（7.2g） ▶ 收敛止血，治疮肿

佐 朱砂（3.6g） ▶ 定惊安神，清热解毒

【临床要义】本方为伤科跌打损伤的常用方。

【使用注意】孕妇忌用。药性峻猛，内服时药量不宜过大。

☆ 温经汤
《金匮要略》

【组　　成】吴茱萸　当归　芍药　川芎　人参　桂枝　阿胶　牡丹皮
生姜　甘草　半夏　麦冬

【歌诀记忆】温经归芍桂萸芎，姜夏丹皮及麦冬，

　　　　　　参草扶脾胶益血，调经重在暖胞宫。

【功　　效】温经散寒，养血祛瘀。

【主　　治】冲任虚寒，瘀血阻滞证。漏下不止，淋漓不畅，血色暗
而有块，或月经超前或延后，或逾期不止，或一月再行，或经停不至，
而见少腹里急，腹满，傍晚发热，手心烦热，唇口干燥，舌质暗红，脉
细而涩。亦治妇人宫冷，久不受孕。

【立体记忆】

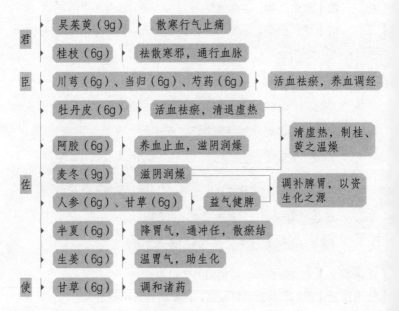

【临床要义】本方为妇科调经之常用方。

【使用注意】月经不调属实热或无瘀血内阻者忌用。服药期间忌食生冷之品。

☆ 生化汤
《傅青主女科》

【组　　成】全当归　川芎　桃仁　炮姜　炙甘草

【歌诀记忆】生化汤宜产后尝，归芎桃草酒炮姜，
　　　　　　恶露不行少腹痛，化瘀温经功效彰。

【功　　效】养血活血，温经止痛。

【主　　治】血虚寒凝，瘀血阻滞证。产后恶露不行，小腹冷痛。

【立体记忆】

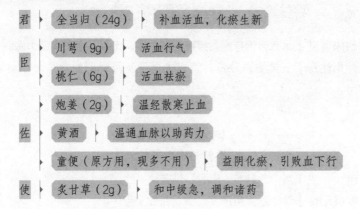

君 ▶	全当归（24g） ▶	补血活血，化瘀生新
臣 ▶	川芎（9g） ▶	活血行气
	桃仁（6g） ▶	活血祛瘀
	炮姜（2g） ▶	温经散寒止血
佐 ▶	黄酒 ▶	温通血脉以助药力
	童便（原方用，现多不用） ▶	益阴化瘀，引败血下行
使 ▶	炙甘草（2g） ▶	和中缓急，调和诸药

【临床要义】本方为女子产后之常用方。

【使用注意】产后血热而有瘀滞者，或恶露过多，出血不止，甚则汗出气短神疲者，不宜使用。

失笑散

《太平惠民和剂局方》

【组　　成】蒲黄　五灵脂

【歌诀记忆】失笑灵脂与蒲黄，等分为散醋煎尝，

血瘀胸腹时作痛，祛瘀止痛效非常。

【功　　效】活血祛瘀，散结止痛。

【主　　治】瘀血疼痛证。心胸刺痛，脘腹疼痛，或产后恶露不行，或月经不调，少腹急痛。

【立体记忆】

君 ▶	五灵脂（6g） ▶	通利血脉，散瘀止痛	
臣 ▶	蒲黄（6g） ▶	行血祛瘀，炒用止血	制五灵脂气味之腥臊
佐使 ▶	米醋或黄酒 ▶	活血脉，行药力，化瘀血	

【临床要义】本方为治疗瘀血疼痛之基础方，尤以肝经血瘀者为宜。

【使用注意】五灵脂易败胃，脾胃虚弱者及月经期妇女慎用；孕妇禁用。

活络效灵丹

《医学衷中参西录》

【组　　成】当归　丹参　乳香　没药

【歌诀记忆】活络效灵用丹参，当归乳香没药存，

癥瘕积聚腹中痛，煎服此方可回春。

【功　　效】活血祛瘀，通络止痛。

【主　　治】气血凝滞证。心腹疼痛，或腿臂疼痛，或跌打瘀肿，或内外疮疡，以及癥瘕积聚等。

【立体记忆】

君 ▶ 当归（15g） ▶ 补血活血，消肿止痛

臣 ▶ 丹参（15g） ▶ 活血祛瘀
臣 ▶ 乳香（15g）、没药（15g） ▶ 活血止痛

【临床要义】本方是气血凝滞，心腹腿臂诸痛的常用方。

【使用注意】脾胃虚弱者慎用，孕妇禁用。

桂枝茯苓丸
《金匮要略》

【组　　成】桂枝　茯苓　牡丹皮　桃仁　芍药

【歌诀记忆】《金匮》桂枝茯苓丸，芍药桃仁和牡丹，
　　　　　　等分为末蜜丸服，活血化瘀癥块散。

【功　　效】活血化瘀，缓消癥块。

【主　　治】瘀阻胞宫证。妇人素有癥块，妊娠漏下不止，或胎动不安，血色紫黑晦暗，腹痛拒按，或经闭腹痛，或产后恶露不净而腹痛拒按者，舌质紫暗或有瘀点，脉沉涩。

【立体记忆】

君 ▶ 桂枝（6g） ▶ 温通经脉，行滞消瘀

臣 ▶ 桃仁（6g） ▶ 化瘀消癥
臣 ▶ 牡丹皮（6g） ▶ 散血行瘀，清热

佐 ▶ 茯苓（6g） ▶ 渗湿健脾
佐 ▶ 芍药（6g） ▶ 养血和血，缓急止痛

使 ▶ 白蜜 ▶ 缓和诸破泄药之力

【临床要义】本方为缓消癥块法之代表方。

【使用注意】妇女妊娠而有瘀血癥块者只可渐消缓散，不可峻猛攻破。

第二节　止血剂

十灰散
《十药神书》

【组　　成】大蓟　小蓟　荷叶　侧柏叶　白茅根　茜草　山栀子　大黄　牡丹皮　棕榈皮

【歌诀记忆】十灰散用十般灰，柏茅茜荷丹榈随，
　　　　　　二蓟栀黄皆炒黑，凉降止血此方推。

【功　　效】凉血止血。

【主　　治】血热妄行之上部出血证。呕血、吐血、咯血、嗽血、衄血等，血色鲜红，来势急暴，舌红，脉数。

【立体记忆】

君	大蓟（9g）、小蓟（9g）	凉血止血，祛瘀
臣	荷叶（9g）、侧柏叶（9g）、白茅根（9g）、茜草（9g）	凉血止血
	棕榈皮（9g）	收涩止血
	山栀子（9g）、大黄（9g）	清热泻火
	牡丹皮（9g）	凉血祛瘀
佐	藕汁（适量）	清热凉血散瘀
	或萝卜汁（适量）	降气清热，止血
	京墨（适量）	收涩止血

【临床要义】本方为治疗血热妄行所致各种上部出血证的常用方。

【使用注意】虚寒性出血者不宜用。

☆咳血方
《丹溪心法》

【组　　成】青黛　瓜蒌仁　诃子　海粉（现多用海浮石）　山栀子

【歌诀记忆】咳血方中诃子收，瓜蒌海粉山栀投，

青黛蜜丸口噙化，咳嗽痰血服之瘳。

【功　　效】清肝宁肺，凉血止血。

【主　　治】肝火犯肺之咳血证。咳嗽痰稠带血，咯吐不爽，心烦易怒，胸胁作痛，咽干口燥，颊赤便秘，舌红苔黄，脉弦数。

【立体记忆】

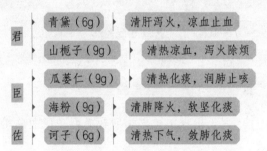

君	青黛（6g）	清肝泻火，凉血止血
君	山栀子（9g）	清热凉血，泻火除烦
臣	瓜蒌仁（9g）	清热化痰，润肺止咳
臣	海粉（9g）	清肺降火，软坚化痰
佐	诃子（6g）	清热下气，敛肺化痰

【临床要义】本方为治疗肝火犯肺之咳血证的常用方。

【使用注意】肺肾阴虚及脾虚便溏者不宜用。

☆小蓟饮子
《济生方》，录自《玉机微义》

【组　　成】生地黄　小蓟　滑石　木通　蒲黄　藕节　淡竹叶　当归　山栀子　甘草

【歌诀记忆】小蓟饮子藕蒲黄，木通滑石生地襄，

归草黑栀淡竹叶，血淋热结服之良。

【功　　效】凉血止血，利水通淋。

【主　　治】热结下焦之血淋、尿血。尿中带血，小便频数，赤涩热痛，舌红，脉数。

【立体记忆】

君	▶	小蓟（9g）	▶	清热凉血止血，利尿通淋
臣	▶	生地黄（9g）	▶	凉血止血，养阴清热
	▶	藕节（9g）、蒲黄（9g）	▶	凉血止血化瘀
佐	▶	滑石（9g）、淡竹叶（9g）、木通（9g）	▶	清热利水通淋
	▶	山栀子（9g）	▶	清泄三焦之火，而导湿热下行
	▶	当归（9g）	▶	养血和血，引血归经，防诸药寒凉太过之弊
使	▶	甘草（9g）	▶	和中调药，缓急止痛

【临床要义】本方为治疗下焦瘀热所致血淋、尿血属实热证的常用方。

【使用注意】血淋、尿血日久兼寒或阴虚火动或气虚不摄者均不宜用。

☆ **槐花散**
《普济本事方》

【组　　成】槐花　侧柏叶　荆芥穗　枳壳

【歌诀记忆】槐花散用治肠风，侧柏荆芥枳壳充，

等分为末米饮下，宽肠凉血逐风动。

【功　　效】清肠止血，疏风行气。

【主　　治】风热湿毒，壅遏肠道，损伤血络便血证。肠风、脏毒，或便前出血，或便后出血，或粪中带血，以及痔疮出血，血色鲜红或晦暗，舌红苔黄，脉数。

【立体记忆】

君	▶	槐花（9g）	▶	清大肠湿热，凉血止血
臣	▶	侧柏叶（9g）	▶	清热凉血，燥湿收敛
佐	▶	荆芥穗（9g）	▶	疏风止血
	▶	枳壳（9g）	▶	行气宽肠

【临床要义】本方为治疗肠风、脏毒下血的常用方。

【使用注意】便血日久属气虚或阴虚者，以及脾胃素虚者均不宜用。

☆ **黄土汤**
《金匮要略》

【组　　成】甘草　生地黄　白术　炮附子　阿胶　黄芩　灶心黄土

【歌诀记忆】黄土汤将远血医，胶芩地术附甘齐，

温阳健脾能摄血，便血崩漏服之宜。

【功　　效】温阳健脾，养血止血。

【主　　治】脾阳不足，脾不统血证。大便下血，先便后血，或吐血、衄血，及妇人崩漏，血色暗淡，四肢不温，面色萎黄，舌淡苔白，脉沉细无力。

【立体记忆】

君 ▶ 灶心黄土（30g）▶ 温中收涩止血

臣 ▶ 白术（9g）、炮附子（9g）▶ 温阳健脾，复脾土统血之权

佐 ▶ 阿胶（9g）、生地黄（9g）▶ 滋阴养血止血

　　▶ 黄芩（9g）▶ 清热止血

使 ▶ 甘草（9g）▶ 调药和中

制约术、附温燥伤血之弊

【临床要义】 本方为治疗脾阳不足所致的便血或崩漏的常用方。

【使用注意】 凡热迫血妄行所致出血者忌用。

比较记忆

方名		桃核承气汤	大黄䗪虫丸
相同点		均有桃仁、大黄、甘草，均可破血下瘀，均可治瘀血留滞的病证	
不同点	组成	芒硝、桂枝	䗪虫、干漆、蛴螬、水蛭、虻虫、苦杏仁、生地黄、芍药、黄芩、白蜜
	功效	逐瘀泻热	破瘀微有补益
	病证	瘀热互结，下焦蓄血证	五劳虚极，干血内停
	症状	少腹急结，小便自利，至夜发热，血瘀经闭	形体羸瘦，腹满不能饮食，肌肤甲错，两目暗黑

方名	小蓟饮子	导赤散
相同点	均有生地黄、木通	
不同点 组成	小蓟、藕节、蒲黄、滑石、淡竹叶、山栀子、当归、甘草	甘草梢
不同点 功效	凉血止血，利水通淋	清心利水养阴
不同点 病证	热结下焦之血淋、尿血	心经火热证
不同点 症状	尿中带血，小便频数，赤涩热痛	心胸烦热，口渴面赤，意欲冷饮，以及口舌生疮；或心热移于小肠，小便赤涩刺痛

方名	黄土汤	归脾汤
相同点	均有白术、甘草，均可治脾不统血之便血、崩漏	
不同点 组成	灶心黄土、炮附子、阿胶、生地黄、黄芩	人参、黄芪、当归、龙眼肉、酸枣仁、木香、茯神、远志、生姜、大枣
不同点 功效	温阳健脾，养血止血	益气补血，健脾养心
不同点 病证	脾阳不足，统摄无权之出血证	脾气不足，气不摄血之出血证
不同点 症状	大便下血，先便后血，或吐血、衄血，及妇人崩漏，血色暗淡，四肢不温，面色萎黄	心悸怔忡，健忘失眠，气短乏力，食少，面色萎黄；或妇女崩漏，月经超前，量多色淡，或淋漓不止，便血，皮下紫癜

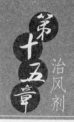

要点速览

概念	凡以辛散祛风或息风止痉药为主组成，具有疏散外风或平息内风作用，治疗风病的方剂，统称治风剂
适用范围	因"外风"侵入人体，留于经络、肌肉、筋骨、关节所致的头痛、恶风、肌肤瘙痒、肢体麻木、筋骨挛痛、屈伸不利，或角弓反张及破伤风等；以及由于脏腑功能失调所致"内风"引起的头痛眩晕、震颤、四肢抽搐，或猝然昏倒、不省人事、口眼㖞斜、半身不遂等
分类	疏散外风剂、平息内风剂
使用注意	辨明内风、外风，或内外风兼夹的不同，外风宜散，内风宜息
一级方剂	川芎茶调散、大秦艽汤、羚角钩藤汤、镇肝熄风汤、大定风珠

第一节　疏散外风剂

☆川芎茶调散
《太平惠民和剂局方》

【组　　成】薄荷　川芎　荆芥　细辛　防风　白芷　羌活　炙甘草
【歌诀记忆】川芎茶调散荆防，辛芷薄荷甘草羌，
　　　　　　目昏鼻塞风攻上，偏正头痛悉能康。

【功　　效】疏风止痛。

【主　　治】外感风邪头痛。偏正头痛或巅顶头痛，恶寒发热，目眩鼻塞，舌苔薄白，脉浮。

【立体记忆】

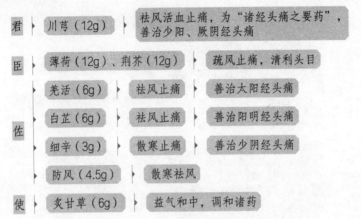

以清茶调服，取茶叶苦凉之性，上清头目，制约风药的温燥、升散之性。

【临床要义】本方为治疗风邪头痛之常用方。

【使用注意】由气虚、血虚、肝肾阴虚、肝阳上亢、肝风内动等引起的头痛均不宜用。

☆ 大秦艽汤
《素问病机气宜保命集》

【组　　成】秦艽　甘草　川芎　独活　当归　白芍　石膏　羌活　防风　白芷　黄芩　白术　茯苓　生地黄　熟地黄　细辛

【歌诀记忆】大秦艽汤羌独防，芎芷辛芩二地黄，
　　　　　　石膏归芍苓甘术，风邪散见可通尝。

【功　　效】祛风清热，养血活血。

【主　　治】风邪初中经络证。口眼㖞斜，舌强不能言语，手足不能运动，风邪散见，不拘一经者。

【立体记忆】

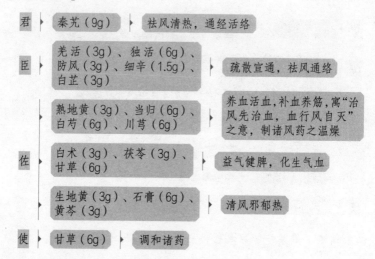

君 ▶ 秦艽（9g） ▶ 祛风清热，通经活络

臣 ▶ 羌活（3g）、独活（6g）、防风（3g）、细辛（1.5g）、白芷（3g） ▶ 疏散宣通，祛风通络

佐 ▶ 熟地黄（3g）、当归（6g）、白芍（6g）、川芎（6g） ▶ 养血活血，补血养筋，寓"治风先治血，血行风自灭"之意，制诸风药之温燥

白术（3g）、茯苓（3g）、甘草（6g） ▶ 益气健脾，化生气血

生地黄（3g）、石膏（6g）、黄芩（3g） ▶ 清风邪郁热

使 ▶ 甘草（6g） ▶ 调和诸药

【临床要义】本方为治疗风邪初中经络之常用方。

【使用注意】口眼㖞斜属内风所致者不宜用。

小活络丹
《太平惠民和剂局方》

【组　　成】制川乌　制草乌　地龙　制天南星　乳香　没药

【歌诀记忆】小活络丹天南星，二乌乳没加地龙，
　　　　　　中风手足皆麻木，风痰瘀血必在经。

【功　　效】祛风除湿，化痰通络，活血止痛。

【主　　治】风寒湿痹。肢体筋脉疼痛，麻木拘挛，关节屈伸不利，疼痛游走不定。亦治中风，手足不仁，日久不愈，经络湿痰瘀血，而见

腰腿沉重，或腿臂间作痛。

【立体记忆】

君	▶	制川乌（6g）、制草乌（6g）	▶	祛风除湿，温经通络，止痛
臣	▶	制天南星（6g）	▶	祛风燥湿化痰，除经络中之风痰湿浊
佐	▶	乳香（5g）、没药（5g）	▶	活血化瘀，通络止痛
使	▶	地龙（6g）	▶	通经活络

以酒送服，宣通助药，并引诸药直达病所。

【临床要义】本方为治疗风寒湿与痰瘀痹阻经络之常用方。

【使用注意】阴虚有热者及孕妇禁服。川乌、草乌为有毒之品，不宜过量。

牵正散
《杨氏家藏方》

【组　　成】白附子　僵蚕　全蝎

【歌诀记忆】牵正散是《杨家方》，全蝎僵蚕白附襄，
　　　　　　服用少量热酒下，口眼㖞斜疗效彰。

【功　　效】祛风化痰，通络止痉。

【主　　治】风痰阻于头面经络所致口眼㖞斜。

【立体记忆】

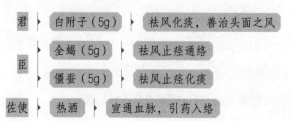

167

【临床要义】本方为治疗风痰阻于头面经络之常用方。

【使用注意】气虚血瘀或肝风内动引起的口眼㖞斜或半身不遂不宜用。方中白附子、全蝎均为有毒之品，用量应慎重，不宜长期服用。

消风散
《外科正宗》

【组　　成】当归　生地黄　防风　蝉蜕　知母　苦参　胡麻仁荆芥　苍术　牛蒡子　石膏　甘草　木通

【歌诀记忆】消风止痒祛风湿，木通苍术苦参知，

荆防归蒡蝉膏草，生地胡麻水煎之。

【功　　效】疏风养血，清热除湿。

【主　　治】风疹、湿疹。皮肤疹出色红，或遍身云片斑点，瘙痒，抓破后渗出津水，苔白或黄，脉浮数。

【立体记忆】

君	荆芥（6g）、防风（6g）	疏风止痒，透邪外达
	蝉蜕（6g）、牛蒡子（6g）	疏散风热
臣	苦参（6g）	清热燥湿
	苍术（6g）	祛风燥湿
	木通（3g）	渗利湿热
佐	石膏（6g）、知母（6g）	清热泻火
	当归（6g）、生地黄（6g）	养血活血，滋阴润燥
	胡麻仁（6g）	养血疏风止痒
使	甘草（3g）	清热解毒，调和诸药

【临床要义】本方为治疗风疹、湿疹之常用方。

【使用注意】风疹属虚寒者不宜用。

第二节　平息内风剂

☆羚角钩藤汤
《通俗伤寒论》

【组　　成】羚羊角　桑叶　川贝母　鲜地黄　钩藤　菊花　茯神
白芍　甘草　鲜竹茹

【歌诀记忆】俞氏羚角钩藤汤，桑叶菊花鲜地黄，
　　　　　　芍草茯神川贝茹，凉肝增液定风方。

【功　　效】凉肝息风，增液舒筋。

【主　　治】肝热生风证。高热不退，烦闷躁扰，手足抽搐，发为痉
厥，甚则神昏，舌质绛而干，或舌焦起刺，脉弦数。

【立体记忆】

君	羚羊角（4.5g）	清热，凉肝息风
	钩藤（9g）	清热平肝，息风解痉
臣	桑叶（6g）、菊花（9g）	清热，平肝息风
佐	鲜地黄（15g）、白芍（9g）	滋阴增液，柔肝舒筋
	鲜竹茹（15g）、川贝母（12g）	清热化痰
	茯神（9g）	平肝宁心安神
使	甘草（3g）	调和诸药

【临床要义】本方为治疗肝热生风证之常用方。

【使用注意】热病后期，阴血亏虚而动风者不宜用。

☆ 镇肝熄风汤
《医学衷中参西录》

【组　　成】牛膝　赭石　龙骨　牡蛎　龟甲　白芍　玄参
天冬　川楝子　麦芽　茵陈　甘草

【歌诀记忆】张氏镇肝熄风汤，龙牡龟牛制亢阳，
　　　　　　代赭天冬元芍草，茵陈川楝麦芽囊。

【功　　效】镇肝息风，滋阴潜阳。

【主　　治】类中风。头晕目眩，目胀耳鸣，脑部热痛，面色如醉，
心中烦热，或时常噫气，或肢体渐觉不利，口眼渐形㖞斜；甚或眩晕颠
仆，昏不知人，移时始醒；或醒后不能复原，脉弦长有力。

【立体记忆】

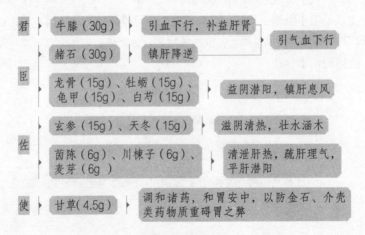

【临床要义】本方为治疗类中风之常用方。

【使用注意】气虚血瘀之中风不宜用。

天麻钩藤饮

《中医内科杂病证治新义》

【组　　成】天麻　钩藤　石决明　山栀子　黄芩　川牛膝　杜仲　益母草　桑寄生　首乌藤　茯神

【歌诀记忆】天麻钩藤益母桑，栀芩清热决潜阳，
　　　　　　杜仲牛膝益肾损，茯神夜交安眠良。

【功　　效】平肝息风，清热活血，补益肝肾。

【主　　治】肝阳偏亢，肝风上扰证。头痛，眩晕，失眠，舌红苔黄，脉弦数。

【立体记忆】

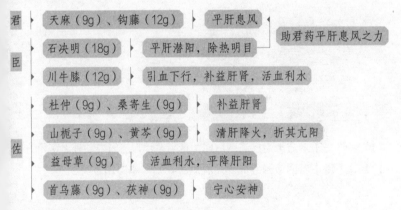

【临床要义】本方为治疗肝阳偏亢，肝风上扰证之常用方。

【使用注意】肝经实火或湿热所致的头痛、眩晕不宜用。

☆ 大定风珠

《温病条辨》

【组　　成】白芍　阿胶　龟甲　生地黄　火麻仁　五味子　牡蛎

麦冬　炙甘草　鸡子黄　鳖甲

【歌诀记忆】大定风珠鸡子黄，再合加减复脉汤，

　　　　　　三甲并同五味子，滋阴息风是妙方。

【功　　效】滋阴息风。

【主　　治】阴虚风动证。温病后期，神倦瘛疭，舌绛苔少，脉弱有时时欲脱之势。

【立体记忆】

君	▶	鸡子黄（2个）、阿胶（9g）	▶	血肉有情之品，滋阴养液以息风
臣	▶	白芍（18g）、生地黄（18g）、麦冬（18g）	▶	滋水涵木，柔肝濡筋
	▶	龟甲（12g）、鳖甲（12g）、牡蛎（12g）	▶	滋阴潜阳，重镇息风
佐	▶	火麻仁（6g）	▶	养阴润燥
	▶	五味子（6g）	▶	收敛真阴
使	▶	炙甘草（12g）	▶	调和诸药

【临床要义】本方为治疗温病后期，真阴大亏，虚风内动证之常用方。

【使用注意】若阴液虽亏而邪热犹胜者，则非本方所宜。

阿胶鸡子黄汤
《通俗伤寒论》

【组　　成】阿胶　白芍　石决明　钩藤　生地黄　炙甘草　牡蛎　络石藤　茯神　鸡子黄

【歌诀记忆】阿胶鸡子黄汤好，地芍钩藤牡蛎草，

　　　　　　决明茯神络石藤，阴虚动风此方保。

【功　　效】滋阴养血，柔肝息风。

【主　　治】邪热久羁，阴血不足，虚风内动证。筋脉拘急，手足瘛疭，或头晕目眩，舌绛苔少，脉细数。

【立体记忆】

君	▶	阿胶（6g）、鸡子黄（2个）	▶	乃血肉有情之品，滋阴养血，濡养筋脉
臣	▶	生地黄（12g）、白芍（9g）	▶	滋阴养血，柔肝息风
	▶	钩藤（6g）、石决明（15g）、牡蛎（12g）	▶	平肝潜阳而息风
佐	▶	茯神（12g）	▶	平肝安神通络
	▶	络石藤（9g）	▶	舒筋活络
佐使	▶	炙甘草（2g）	▶	调和诸药，合白芍酸甘化阴，舒筋缓急

【临床要义】本方为治疗邪热久羁，阴血不足，虚风内动证之常用方。

【使用注意】热极动风或阴血虽亏而邪热尚胜之证均不宜用。

比较记忆

方名		阿胶鸡子黄汤	大定风珠
相同点		均有阿胶、鸡子黄、生地黄、白芍、牡蛎、炙甘草，均为滋阴息风之剂，均可治温病伤阴、虚风内动证	
不同点	组成	钩藤、石决明、茯神、络石藤	麦冬、龟甲、鳖甲、火麻仁、五味子
	功效	柔肝息风	滋阴息风
	病证	邪热久羁，阴血不足，虚风内动证	阴虚风动证
	症状	筋脉拘急，手足瘛疭，或头目眩晕	温病后期，神倦瘛疭

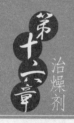

要点速览

概念	凡以辛散轻宣或甘凉滋润药物为组成，具有轻宣外燥或滋阴润燥等作用，用以治疗燥证的方剂，统称治燥剂
适用范围	感受燥邪或脏腑津液枯耗所致的燥证，分外燥和内燥两类
分类	轻宣外燥剂、滋润内燥剂
使用注意	素体多湿、脾虚便溏、气滞痰盛者均当慎用
一级方剂	杏苏散、清燥救肺汤、麦门冬汤、养阴清肺汤

第一节　轻宣外燥剂

☆杏苏散
《温病条辨》

【组　　成】紫苏叶　半夏　茯苓　甘草　前胡　桔梗　枳壳　生姜　陈皮　大枣　苦杏仁

【歌诀记忆】杏苏散内夏陈前，枳桔苓草姜枣研，

　　　　　　轻宣温润治凉燥，咳止痰化病自痊。

【功　　效】轻宣凉燥，理肺化痰。

【主　治】外感凉燥证。恶寒无汗，头微痛，咳嗽痰稀，鼻塞咽干，苔白，脉弦。

【立体记忆】

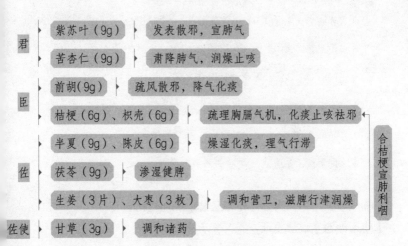

君　→ 紫苏叶（9g）→ 发表散邪，宣肺气

　　→ 苦杏仁（9g）→ 肃降肺气，润燥止咳

臣　→ 前胡（9g）→ 疏风散邪，降气化痰

　　→ 桔梗（6g）、枳壳（6g）→ 疏理胸膈气机，化痰止咳祛邪

　　→ 半夏（9g）、陈皮（6g）→ 燥湿化痰，理气行滞

佐　→ 茯苓（9g）→ 渗湿健脾

　　→ 生姜（3片）、大枣（3枚）→ 调和营卫，滋脾行津润燥

佐使 → 甘草（3g）→ 调和诸药

合桔梗宣肺利咽

【临床要义】本方为治疗凉燥证的代表方。

【使用注意】温燥咳嗽不宜，亦不可作为四时伤风咳嗽之通用方。

桑杏汤
《温病条辨》

【组　成】桑叶　苦杏仁　沙参　浙贝母　淡豆豉　栀子皮　梨皮

【歌诀记忆】桑杏汤中贝母宜，沙参栀豉与梨皮，
　　　　　　身热咽干咳痰少，辛凉甘润燥能医。

【功　效】轻宣温燥，润肺止咳。

【主　治】外感温燥证。头痛，身热不甚，微恶风寒，口渴，咽干鼻燥，干咳无痰，或痰少而黏，舌红，苔薄白而干，脉浮数而右脉大。

【立体记忆】

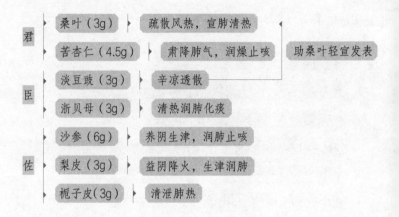

【临床要义】本方为治疗外感温燥轻证的常用方。

【使用注意】温燥重证，邪入气分者忌用。

☆ 清燥救肺汤

《医门法律》

【组　　成】桑叶　石膏　甘草　人参　胡麻仁　阿胶　麦冬
苦杏仁　枇杷叶

【歌诀记忆】清燥救肺参草杷，石膏胶杏麦胡麻，

　　　　　　经霜收下冬桑叶，清燥润肺效堪夸。

【功　　效】清燥润肺，益气养阴。

【主　　治】温燥伤肺证。身热头痛，干咳无痰，气逆而喘，咽喉干
燥，鼻燥，胸满胁痛，心烦口渴，舌干少苔，脉虚大而数。

【立体记忆】

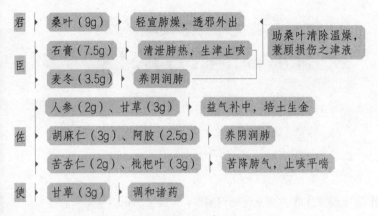

君 ▸ 桑叶（9g）▸ 轻宣肺燥，透邪外出

臣 ▸ 石膏（7.5g）▸ 清泄肺热，生津止咳 ⎫ 助桑叶清除温燥，
　　 麦冬（3.5g）▸ 养阴润肺　　　　　⎭ 兼顾损伤之津液

佐 ▸ 人参（2g）、甘草（3g）▸ 益气补中，培土生金
　　 胡麻仁（3g）、阿胶（2.5g）▸ 养阴润肺
　　 苦杏仁（2g）、枇杷叶（3g）▸ 苦降肺气，止咳平喘

使 ▸ 甘草（3g）▸ 调和诸药

【临床要义】本方为治疗温燥伤肺重证的代表方。

【使用注意】本方有滋腻之性，脾胃虚弱者慎用。

第二节　滋润内燥剂

☆麦门冬汤
《金匮要略》

【组　　成】麦冬　半夏　人参　甘草　粳米　大枣

【歌诀记忆】麦门冬汤用人参，枣草粳米半夏存，
　　　　　　肺痿咳逆因虚火，清养肺胃此方珍。

【功　　效】滋养肺胃，降逆下气。

【主　　治】①虚热肺痿。咳唾涎沫，短气喘促，咽干口燥，舌红少苔，脉虚数。②胃阴不足证。气逆呕吐，口渴咽干，舌红少苔，脉虚数。

【立体记忆】

| 君 ▸ | 麦冬（42g） ▸ | 养阴生津，滋液润燥，清虚热 |

| 臣 ▸ | 半夏（6g） ▸ | 降逆以止咳止呕，开胃行津以润肺，防大剂量麦冬之滋腻壅滞 |

| 佐 ▸ | 人参（9g） ▸ | 健脾补气，生化津液 | 和中滋液，培土生金 |
| | 甘草（6g）、粳米（6g）、大枣（4枚） | | |

| 使 ▸ | 甘草（6g） ▸ | 调和诸药 |

【临床要义】本方为治疗肺胃阴伤，火逆上气证的常用方。
【使用注意】虚寒肺痿者不宜用。

玉液汤
《医学衷中参西录》

【组　　成】山药　黄芪　知母　鸡内金　葛根　五味子　天花粉
【歌诀记忆】玉液山药芪葛根，花粉知味鸡内金，
　　　　　　消渴口干溲多数，补脾固肾益气阴。
【功　　效】益气滋阴，固肾止渴。
【主　　治】气阴两虚之消渴。口干而渴，饮水不解，小便频数量多，或小便浑浊，困倦气短，舌嫩红而干，脉虚细无力。

【立体记忆】

| 君 ▸ | 山药（30g）、黄芪（15g） ▸ | 益气生津，补脾固肾 |

| 臣 ▸ | 知母（18g）、天花粉（9g） ▸ | 滋阴清热，润燥止渴 |

	▶ 葛根（5g）	▶	升阳生津，助脾气上升，散精达肺	
佐	▶ 鸡内金（6g）	▶	助脾健运	
	▶ 五味子（9g）	▶	固肾生津	

【临床要义】本方为治疗消渴日久，气阴两虚证之常用方。

【使用注意】方中葛根易劫伤胃阴，用量不能太大。

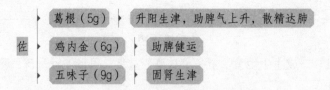

琼玉膏
申铁瓮方，录自《洪氏集验方》

【组　　成】人参　生地黄　茯苓　白蜜

【歌诀记忆】琼玉膏用生地黄，人参茯苓白蜜尝，
合成膏剂缓缓服，干咳咯血肺阴伤。

【功　　效】滋阴润肺，益气补脾。

【主　　治】肺肾阴亏之肺痨。干咳少痰，咽燥咯血，气短乏力，肌肉消瘦，舌红少苔，脉细数。

【立体记忆】

君	▶ 生地黄（30g）	▶	滋阴壮水以制虚火，生津养液，兼凉血
臣	▶ 白蜜（20g）	▶	补中润肺
佐	▶ 人参（6g）	▶	益气健脾，培土生金
	▶ 茯苓（12g）	▶	渗湿化痰

【临床要义】本方为治疗肺痨纯虚无邪证之常用方。

【使用注意】兼有表证或外感所致的咳嗽咯血者不宜用。

☆养阴清肺汤
《重楼玉钥》

【组　　成】生地黄　麦冬　甘草　玄参　贝母　牡丹皮　薄荷　炒白芍

【歌诀记忆】养阴清肺是妙方，玄参草芍冬地黄，
　　　　　　薄荷贝母丹皮入，时疫白喉急煎尝。

【功　　效】养阴清肺，解毒利咽。

【主　　治】阴虚肺燥之白喉。喉间起白如腐，不易拭去，咽喉肿痛，初期或发热或不发热，鼻干唇燥，或咳或不咳，呼吸有声，似喘非喘，脉数无力或细数。

【立体记忆】

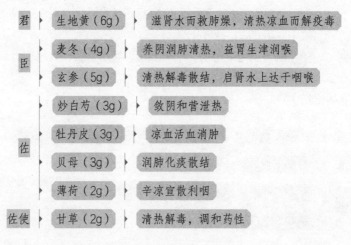

君	生地黄（6g）	滋肾水而救肺燥，清热凉血而解疫毒
臣	麦冬（4g）	养阴润肺清热，益胃生津润喉
	玄参（5g）	清热解毒散结，启肾水上达于咽喉
佐	炒白芍（3g）	敛阴和营泄热
	牡丹皮（3g）	凉血活血消肿
	贝母（3g）	润肺化痰散结
	薄荷（2g）	辛凉宣散利咽
佐使	甘草（2g）	清热解毒，调和药性

【临床要义】本方为治疗阴虚白喉之常用方。

【使用注意】白喉忌解表，尤忌辛温发汗。

方名		桑杏汤	杏苏散
相同点		均有苦杏仁，均可轻宣外燥，治外燥咳嗽	
不同点	组成	桑叶、淡豆豉、浙贝母、沙参、梨皮、栀子皮	紫苏叶、前胡、桔梗、枳壳、半夏、陈皮、茯苓、生姜、大枣、甘草
	功效	轻宣温燥，凉润肺金	轻宣凉燥，理肺化痰
	病证	外感温燥证	外感凉燥证
	症状	头痛，身热不甚，微恶风寒，口渴，咽干鼻燥，干咳无痰，或痰少而黏	恶寒无汗，头微痛，咳嗽痰稀，鼻塞咽干

方名		桑杏汤	桑菊饮
相同点		均有桑叶、苦杏仁，均可治外感咳嗽	
不同点	组成	淡豆豉、浙贝母、沙参、梨皮、栀子皮	菊花、连翘、薄荷、桔梗、甘草、芦根
	功效	轻宣温燥，凉润肺金	疏散风热，辛凉解表
	病证	外感温燥证	风温初起之表证
	症状	口渴明显，多伴咽干鼻燥	口微渴，多伴恶风、头痛

方名		清燥救肺汤	桑杏汤
相同点		均有桑叶、苦杏仁，均可治温燥伤肺证	
不同点	组成	石膏、麦冬、人参、胡麻仁、阿胶、枇杷叶、甘草	淡豆豉、浙贝母、沙参、梨皮、栀子皮
	功效	清燥润肺，益气养阴	轻宣温燥，凉润肺金
	病证	温燥伤肺之重证	温燥伤肺之轻证
	症状	身热较高，咳嗽较频，甚则气逆而喘、胸膈满闷，心烦口渴，脉虚大而数	头痛微热，咳嗽不甚，鼻燥咽干，右脉数大

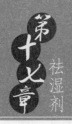

要点速览

概念	凡以祛湿药为主组成，具有化湿利水，通淋泄浊等作用，用以治疗水湿病证的方剂，统称祛湿剂
立法	属于"八法"中的"消法"
适用范围	水湿病证，分为外湿与内湿
分类	化湿和胃剂、清热祛湿剂、利水渗湿剂、温化寒湿剂、祛湿化浊剂、祛风胜湿剂
使用注意	素体阴血不足，或病后体弱及孕妇等应慎用
一级方剂	平胃散、藿香正气散、茵陈蒿汤、八正散、三仁汤、连朴饮、五苓散、猪苓散、防己黄芪汤、苓桂术甘汤、真武汤、实脾散、完带汤

第一节 化湿和胃剂

☆平胃散
《简要济众方》

【组　　成】苍术　厚朴　陈皮　炙甘草

【歌诀记忆】平胃散用朴陈皮，苍术甘草姜枣齐，

　　　　　　燥湿运脾除胀满，调胃和中此方宜。

【功　　效】燥湿运脾，行气和胃。

【主　　治】湿滞脾胃证。脘腹胀满，不思饮食，口淡无味，恶心呕吐，嗳气吞酸，肢体沉重，怠惰嗜卧，常多自利，苔白厚腻，脉缓。

【立体记忆】

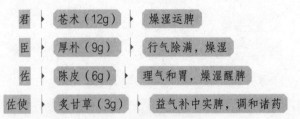

加生姜2片，大枣2枚，水煎服。

【临床要义】本方为湿滞脾胃证之基础方。

【使用注意】津液不足或脾胃虚弱者及孕妇不宜用。

☆ 藿香正气散

《太平惠民和剂局方》

【组　　成】大腹皮　白芷　紫苏　茯苓　半夏曲　白术　陈皮　厚朴　桔梗　藿香　炙甘草

【歌诀记忆】藿香正气大腹苏，甘桔陈苓术朴俱，

　　　　　　夏曲白芷加姜枣，感伤岚瘴并能驱。

【功　　效】解表化湿，理气和中。

【主　　治】外感风寒，内伤湿滞证。霍乱吐泻，恶寒发热，头痛，胸膈满闷，脘腹疼痛，舌苔白腻，脉浮或濡缓；以及山岚瘴疟等。

【立体记忆】

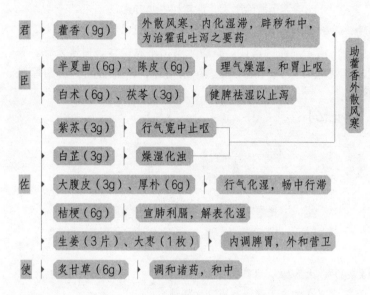

【临床要义】本方为治疗夏月感寒伤湿，脾胃失和证之常用方。

【使用注意】霍乱吐泻属湿热证者禁用。

第二节　清热祛湿剂

☆茵陈蒿汤
《伤寒论》

【组　　成】茵陈　栀子　大黄

【歌诀记忆】茵陈蒿汤治阳黄，栀子大黄组成方，

栀子柏皮加甘草，茵陈四逆治阴黄。

【功　　效】清热，利湿，退黄。

【主　　治】黄疸阳黄。一身面目俱黄，黄色鲜明，发热，无汗或但

头汗出，口渴欲饮，恶心呕吐，腹微满，小便短赤，大便不爽或秘结，舌红苔黄腻，脉沉数或滑数有力。

【立体记忆】

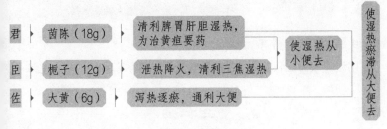

君 ▶ 茵陈（18g）▶ 清利脾胃肝胆湿热，为治黄疸要药

臣 ▶ 栀子（12g）▶ 泄热降火，清利三焦湿热

佐 ▶ 大黄（6g）▶ 泻热逐瘀，通利大便

使湿热从小便去

使湿热瘀滞从大便去

【临床要义】本方为治疗黄疸阳黄的代表方。

【使用注意】阴黄证者不宜用。

☆八正散
《太平惠民和剂局方》

【组　　成】车前子　瞿麦　萹蓄　滑石　山栀子仁　炙甘草　木通　大黄

【歌诀记忆】八正木通与车前，萹蓄大黄滑石研，
草梢瞿麦兼栀子，煎加灯草痛淋蠲。

【功　　效】清热泻火，利水通淋。

【主　　治】热淋。尿频尿急，溺时涩痛，淋沥不畅，尿色浑赤，甚或癃闭不通，小腹急满，口燥咽干，舌苔黄腻，脉滑数。

【立体记忆】

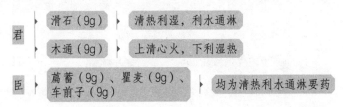

君 ▶ 滑石（9g）▶ 清热利湿，利水通淋

木通（9g）▶ 上清心火，下利湿热

臣 ▶ 萹蓄（9g）、瞿麦（9g）、车前子（9g）▶ 均为清热利水通淋要药

佐	▶	山栀子仁（9g）	▶	清热泻火，清三焦湿热，使湿热从小便去
	▶	大黄（9g）	▶	荡涤邪热，通利肠腑，使湿热从大便去
佐使	▶	炙甘草（9g）	▶	调和诸药，兼能清热、缓急止痛

【临床要义】本方为治疗热淋之代表方。

【使用注意】淋证日久或体质虚弱者及孕妇均不可用。

☆ 三仁汤
《温病条辨》

【组　　成】苦杏仁　滑石　通草　豆蔻仁　竹叶　厚朴　薏苡仁　半夏

【歌诀记忆】三仁杏蔻薏苡仁，朴夏通草滑竹伦，
　　　　　　水用甘澜扬百遍，湿温初起法堪遵。

【功　　效】宣畅气机，清利湿热。

【主　　治】湿温初起及暑温夹湿之湿重于热证。头痛恶寒，身重疼痛，肢体倦怠，面色淡黄，胸闷不饥，午后身热，苔白不渴，脉弦细而濡。

【立体记忆】

君	▶	滑石（18g）	▶	清热利湿解暑
	▶	苦杏仁（15g）	▶	宣利上焦肺气
臣	▶	豆蔻仁（6g）	▶	芳香化湿，行气宽中，畅运中焦
	▶	薏苡仁（18g）	▶	渗利湿热，疏导下焦
佐	▶	通草（6g）、竹叶（6g）	▶	淡渗利湿
	▶	厚朴（6g）、半夏（15g）	▶	行气化湿，散结除满

原方取甘澜水煎药，取其下走之性以助利湿之效，现多水煎服。

【临床要义】本方为治疗湿温初起，湿重于热的代表方。

【使用注意】热重湿轻者不宜用。

甘露消毒丹
《医效秘传》

【组　　成】滑石　黄芩　茵陈　石菖蒲　川贝母　木通　藿香　连翘
豆蔻仁　薄荷　射干

【歌诀记忆】甘露消毒蔻藿香，茵陈滑石木通菖，
　　　　　　芩翘贝母射干薄，湿温暑疫是妙方。

【功　　效】利湿化浊，清热解毒。

【主　　治】湿温时疫之湿热并重证。发热口渴，胸闷腹胀，肢酸倦
怠，颐咽肿痛，或身目发黄，小便短赤，或泄泻淋浊，舌苔白腻或黄腻
或干黄，脉濡数或滑数。

【立体记忆】

君	滑石（15g）、茵陈（11g）、黄芩（10g）	清热利湿，退黄解毒
臣	豆蔻仁（4g）、石菖蒲（6g）、藿香（4g）	行气化湿，悦脾和中
佐	连翘（4g）、薄荷（4g）、射干（4g）、川贝母（5g）	清热解毒，透邪散结，消肿利咽
	木通（5g）	清热通淋

【临床要义】本方为治疗湿温时疫之主方，夏令暑湿季节尤为常用。

【使用注意】湿热入营，谵语舌绛者不宜用。

☆ 连朴饮
《霍乱论》

【组　　成】制厚朴　姜黄连　石菖蒲　制半夏　淡豆豉　焦山栀子　芦根

【歌诀记忆】连朴饮用香豆豉，菖蒲半夏焦山栀，
　　　　　　芦根厚朴黄连入，湿热霍乱此方施。

【功　　效】清热化湿，理气和中。

【主　　治】湿热霍乱。胸脘痞闷，恶心呕吐，口渴不欲多饮，心烦溺赤、泄泻，或霍乱吐泻，舌苔黄腻，脉濡数。

【立体记忆】

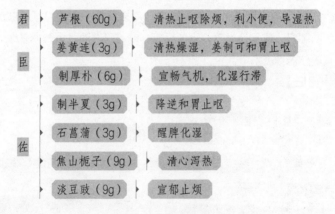

【临床要义】本方为治疗湿热霍乱证之常用方。

【使用注意】本方只适于湿热霍乱吐泻之证，不宜用于寒霍乱。虚寒、吐泻物清寒彻冷者不宜用；大吐大泻之亡阳暴脱，脉微欲绝者尤非本方所宜。

第三节　利水渗湿剂

☆五苓散
《伤寒论》

【组　　成】猪苓　泽泻　白术　茯苓　桂枝

【歌诀记忆】五苓散治太阳腑，白术泽泻猪茯苓，
　　　　　　桂枝化气兼解表，小便通利水饮除。

【功　　效】利水渗湿，温阳化气。

【主　　治】①蓄水证。小便不利，头痛微热，烦渴欲饮，甚则水入即吐，舌苔白，脉浮。②痰饮。脐下动悸，吐涎沫而头眩，或短气而咳。③水湿内停证。水肿，泄泻，小便不利，以及霍乱吐泻等。

【立体记忆】

| 君 ▶ | 泽泻（15g） | ▶ | 利水渗湿 |

| 臣 ▶ | 茯苓（9g）、猪苓（9g） | ▶ | 利水渗湿 |

| 佐 | 白术（9g） | ▶ | 健脾祛湿 |
| | 桂枝（6g） | ▶ | 温阳化气利水，辛温发散以祛表邪 |

散剂或汤剂，水煎服，服后饮热水，微取汗。

【临床要义】本方为利水化气的代表方。

【使用注意】脾胃虚弱，肾气不足者慎用。

☆猪苓汤
《伤寒论》

【组　　成】猪苓　茯苓　泽泻　阿胶　滑石

【歌诀记忆】猪苓汤用猪茯苓，泽泻滑石阿胶并，

　　　　　　小便不利兼烦渴，利水养阴热亦平。

【功　　效】利水渗湿，养阴清热。

【主　　治】水热互结伤阴证。发热，口渴欲饮，小便不利，或心烦不寐，或咳嗽，或呕恶，或下利，舌红苔白或微黄，脉细数。亦治热淋，血淋等。

【立体记忆】

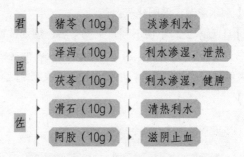

水煎服，阿胶烊化。

【临床要义】本方为治疗水热互结而兼阴虚证候之常用方。

【使用注意】热甚或阴伤著者不宜用。

☆防己黄芪汤
《金匮要略》

【组　　成】防己　炒甘草　白术　黄芪

【歌诀记忆】《金匮》防己黄芪汤，白术甘草枣生姜，

　　　　　　益气祛风又行水，表虚风水风湿康。

【功　　效】益气祛风，健脾利水。

【主　　治】表虚之风水或风湿。汗出恶风，身重而肿，或肢节疼痛，小便不利，舌淡苔白，脉浮。

【立体记忆】

君 ▸ 防己（12g）、黄芪（15g） ▸ 祛风行水，益气固表

臣 ▸ 白术（9g） ▸ 健脾益气祛湿

佐 ▸ 生姜（4片）、大枣（1枚） ▸ 调和营卫，祛湿健脾

佐使 ▸ 炒甘草（6g） ▸ 益气和中，调和诸药

【临床要义】本方为治疗风湿、风水属表虚之常用方。

【使用注意】水湿壅盛肿甚者非本方所宜。

五皮散
《华氏中藏经》

【组　　成】生姜皮　桑白皮　陈皮　大腹皮　茯苓皮

【歌诀记忆】五皮散用五般皮，陈茯姜桑大腹奇，
　　　　　　或以五加易桑白，脾虚肤胀此方宜。

【功　　效】利水消肿，理气健脾。

【主　　治】水停气滞之皮水证。一身悉肿，肢体沉重，心腹胀满，
上气喘急，小便不利，以及妊娠水肿，苔白腻，脉沉缓。

【立体记忆】

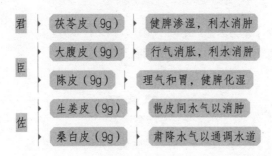

君 ▸ 茯苓皮（9g） ▸ 健脾渗湿，利水消肿

臣 ▸ 大腹皮（9g） ▸ 行气消胀，利水消肿
　 ▸ 陈皮（9g） ▸ 理气和胃，健脾化湿

佐 ▸ 生姜皮（9g） ▸ 散皮间水气以消肿
　 ▸ 桑白皮（9g） ▸ 肃降水气以通调水道

【临床要义】本方为治疗皮水之常用方。

【使用注意】孕妇、脾胃虚弱者慎用。

第四节　温化寒湿剂

☆ 苓桂术甘汤

《金匮要略》

【组　　成】茯苓　桂枝　白术　炙甘草

【歌诀记忆】苓桂术甘化饮剂，温阳化饮又健脾，
饮邪上逆胸胁满，水饮下行悸眩去。

【功　　效】温阳化饮，健脾利水。

【主　　治】中阳不足之痰饮。胸胁支满，目眩心悸，或短气而咳，舌苔白滑，脉弦滑或沉紧。

【立体记忆】

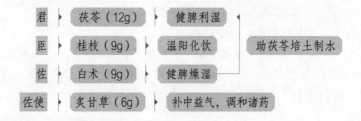

【临床要义】本方为治疗中阳不足痰饮病之代表方。

【使用注意】饮邪化热，咳痰黏稠者不宜用。

☆ 真武汤

《伤寒论》

【组　　成】茯苓　白芍　白术　生姜　炮附子

【歌诀记忆】真武汤壮肾中阳，茯苓术芍附生姜，
少阴腹痛有水气，悸眩眮惕保安康。

【功　　效】温阳利水。

【主　　治】①阳虚水泛证。小便不利，四肢沉重疼痛，浮肿，腰以下为甚，畏寒肢冷，腹痛，下利，或咳，或呕，舌淡胖，苔白滑，脉沉细。②太阳病发汗太过，阳虚水泛证。汗出不解，其人仍发热，心下悸，头眩，身眮动，振振欲擗地。

【立体记忆】

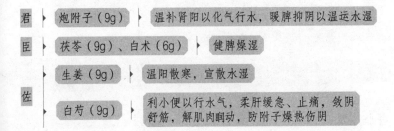

君	炮附子（9g）	温补肾阳以化气行水，暖脾抑阴以温运水湿
臣	茯苓（9g）、白术（6g）	健脾燥湿
佐	生姜（9g）	温阳散寒，宣散水湿
	白芍（9g）	利小便以行水气，柔肝缓急、止痛，敛阴舒筋，解肌肉眮动，防附子燥热伤阴

【临床要义】本方为温阳利水之基础方。

【使用注意】湿热内停所致小便不利，浮肿者忌用。

☆ **实脾散**
《重订严氏济生方》

【组　　成】厚朴　白术　木瓜　木香　草果　大腹子　炮附子　茯苓　干姜　炙甘草

【歌诀记忆】实脾苓术与木瓜，甘草木香大腹加，
草果姜附兼厚朴，虚寒阴水效堪夸。

【功　　效】温阳健脾，行气利水。

【主　　治】脾肾阳虚，水气内停之阴水。身半以下肿甚，手足不温，口中不渴，胸腹胀满，大便溏薄，舌苔白腻，脉沉弦而迟。

【立体记忆】

君	▶ 炮附子（30g）、干姜（30g）	▶ 温补脾肾，运化水湿，扶阳抑阴
臣	▶ 茯苓（30g）、白术（30g）	▶ 健脾和中，渗湿利水
佐	▶ 木瓜（30g） ▶ 除湿醒脾和中 ▶ 厚朴（30g）、木香（30g）、大腹子（30g） ▶ 行气导滞，化湿行水 ▶ 草果（30g） ▶ 温中燥湿
佐使	▶ 炙甘草（15g）、生姜（5片）、大枣（1枚）	▶ 益脾和中，生姜兼能温散水气，炙甘草亦调和药性

【临床要义】本方为治疗脾肾阳虚水肿之常用方。

【使用注意】若属阳水者非本方所宜。

第五节　祛湿化浊剂

萆薢分清饮
《杨氏家藏方》

【组　　成】益智仁　萆薢　石菖蒲　乌药

【歌诀记忆】萆薢分清石菖蒲，萆薢乌药益智俱，
　　　　　　或益茯苓盐煎服，通心固肾浊精驱。

【功　　效】温肾利湿，分清化浊。

【主　　治】下焦虚寒之膏淋、白浊。小便频数，混浊不清，白如米泔，凝如膏糊，舌淡苔白，脉沉。

【立体记忆】

君	▶	萆薢（9g）	▶	利湿祛浊，为治疗白浊、膏淋之要药
臣	▶	益智仁（9g）	▶	温补肾阳，涩精缩尿
佐	▶	石菖蒲（9g）	▶	开窍醒脾化湿
	▶	乌药（9g）	▶	温肾散寒，行气止痛

水煎服，加入食盐少许。

【临床要义】本方为治疗下焦虚寒淋浊之常用方。

【使用注意】湿热白浊则非本方所宜。

☆ 完带汤

《傅青主女科》

【组　　成】白术　山药　人参　白芍　车前子　苍术　甘草　陈皮　黑芥穗　柴胡

【歌诀记忆】完带汤中用白术，山药人参白芍辅，
　　　　　　苍术车前黑芥穗，陈皮甘草与柴胡。

【功　　效】补脾疏肝，化湿止带。

【主　　治】脾虚肝郁，湿浊下注之带下证。带下色白，清稀无臭，倦怠便溏，舌淡苔白，脉缓或濡弱。

【立体记忆】

君	▶	白术（30g）、山药（30g）	▶	补脾肾，祛湿浊，约带脉
	▶	人参（6g）	▶	补中益气补脾
臣	▶	苍术（9g）、车前子（9g）	▶	燥湿运脾，利湿泄浊
	▶	白芍（15g）	▶	柔肝理脾

佐 ▸ 陈皮（2g） ▸ 理气燥湿

▸ 柴胡（2g）、黑芥穗（2g） ▸ 升发脾胃清阳，疏肝解郁

使 ▸ 甘草（3g） ▸ 和中调药

【临床要义】本方为治疗脾虚肝郁，湿浊下注带下证之常用方。

【使用注意】带下证属湿热下注者非本方所宜。

第六节　祛风胜湿剂

羌活胜湿汤
《脾胃论》

【组　　成】羌活　独活　藁本　防风　炙甘草　蔓荆子　川芎

【歌诀记忆】羌活胜湿羌独芎，甘蔓藁本与防风，
　　　　　　湿气在表头腰重，发汗升阳有异功。

【功　　效】祛风胜湿止痛。

【主　　治】风湿犯表之痹证。肩背痛不可回顾，头痛身痛，或腰脊疼痛，难以转侧，苔白，脉浮。

【立体记忆】

君 ▸ 羌活（6g）、独活（6g） ▸ 散周身风湿而止痹痛，通利关节

臣 ▸ 防风（3g） ▸ 祛风胜湿 ▸ 止一身疼痛

▸ 川芎（1.5g） ▸ 疏散周身风邪，活血行气 ▸ 止头身疼痛

佐 ▸ 藁本（3g） ▸ 散太阳经风寒湿邪 ▸ 止巅顶痛

▸ 蔓荆子（2g） ▸ 散头面之邪，清利头目

佐使 ▸ 炙甘草（3g） ▸ 缓和诸药辛散之性，调和诸药

【临床要义】本方为治疗风湿在表痹证的常用方。

【使用注意】风湿热痹及素体阴虚者慎用。

独活寄生汤
《备急千金要方》

【组　　成】独活　桑寄生　杜仲　牛膝　细辛　秦艽　茯苓　肉桂心　防风　川芎　人参　甘草　当归　芍药　生地黄

【歌诀记忆】独活寄生艽防辛，芎归地芍桂苓均，

　　　　　杜仲牛膝人参草，冷风顽痹屈能伸。

【功　　效】祛风湿，止痹痛，益肝肾，补气血。

【主　　治】痹证日久，肝肾两虚，气血不足证。腰膝疼痛，肢节屈伸不利，或麻木不仁，畏寒喜温，心悸气短，舌淡苔白，脉细弱。

【立体记忆】

| 君 | 独活（9g） | 祛下焦风寒湿邪而除痹痛 |

| | 细辛（6g） | 发散阴经风寒，搜剔筋骨风湿 |

| 臣 | 防风（6g）、秦艽（6g） | 祛风胜湿，活络舒筋 |

| | 肉桂心（6g） | 温里祛寒，通行血脉 |

| 佐 | 桑寄生（6g）、牛膝（6g）、杜仲（6g） | 补肝肾，祛风湿，强筋骨 |

| | 当归（6g）、芍药（6g）、生地黄（6g）、川芎（6g） | 养血活血 |

| | 人参（6g）、茯苓（6g）、甘草（6g） | 补气健脾 |

| 使 | 甘草（6g） | 调和诸药 |

【临床要义】本方为治疗风寒湿痹日久，肝肾两虚，气血不足证之常用方。

【使用注意】痹症之属湿热实证者忌用。

比较记忆

方名		甘露消毒丹	三仁汤
相同点		均有滑石、豆蔻，均能清热利湿，治疗湿温邪留气分之证	
不同点	组成	茵陈、黄芩、石菖蒲、藿香、连翘、薄荷、射干、川贝母、木通	苦杏仁、薏苡仁、通草、竹叶、半夏、厚朴
	功效	利湿化浊与清热解毒并重	重在化湿理气，兼以清热
	病证	湿热疫毒充斥气分之证	湿多热少之湿温或暑温夹湿证
	症状	身热肢酸，口渴尿赤，咽痛身黄	头痛恶寒，身重疼痛，午后身热，苔白不渴

方名		猪苓汤	五苓散
相同点		均有猪苓、茯苓、泽泻，均能利水渗湿，治疗小便不利、身热口渴之证	
不同点	组成	阿胶、滑石	桂枝、白术
	功效	重在利水清热养阴	重在温阳化气利水
	病证	里热阴虚，水湿停蓄之证	膀胱气化不利之水湿内盛

方名		苓桂术甘汤	五苓散
相同点		均有茯苓、桂枝、白术，均能温阳化饮，用于治疗痰饮病	
不同点	组成	炙甘草	猪苓、泽泻
	功效	入中焦，健脾利湿，温阳化饮	入下焦，以利水渗湿为主
	病证	饮停中焦	饮停下焦
	症状	胸胁支满，心下悸	脐下悸，吐涎沫

方名	实脾散	真武汤
相同点	均有附子、生姜、茯苓、白术，均能温补脾肾，利水渗湿，治疗阳虚水肿	
不同点 组成	干姜、厚朴、木香、草果、大腹子、大枣、木瓜、炙甘草	白芍
功效	温脾助阳之力更大，兼行气导滞	偏于温肾，温阳利水中兼有敛阴柔筋，缓急止痛
病证	脾肾阳虚水肿	肾阳不足，水湿内停
症状	胸腹胀满	小便不利、浮肿

方名	羌活胜湿汤	九味羌活汤
相同点	均有羌活、防风、川芎、甘草，均可祛风胜湿，止头身痛	
不同点 组成	独活、藁本、蔓荆子	苍术、细辛、白芷、生地黄、黄芩
功效	善祛一身上下之风湿	解表之力较著
病证	风湿客表之痹证	外感风寒湿邪在表而有里热之证
症状	头身重痛为主，表证不著	恶寒发热为主，兼口苦微渴

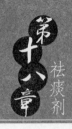

概念	凡以祛痰药为主组成，具有消除痰涎的作用，治疗各种痰证的方剂，统称祛痰剂
立法	属于"八法"中"消法"的范畴
适用范围	因痰所致的各种病证，分为寒痰、热痰、湿痰、燥痰、风痰等
分类	燥湿化痰剂、清热化痰剂、润燥化痰剂、温化寒痰剂、治风化痰剂
使用注意	①应辨别痰证的性质，选择相应类别的祛痰剂。②祛痰剂用药多属行消之品，易伤正气，不宜久服。③对痰嗽咳血者，不宜应用辛温燥烈之品。④表邪未解或痰多者，慎用滋润之品，以防壅滞留邪
一级方剂	二陈汤、温胆汤、清气化痰丸、小陷胸汤、贝母瓜蒌散、半夏白术天麻汤

第一节　燥湿化痰剂

☆二陈汤
《太平惠民和剂局方》

【组　　成】半夏　橘红　茯苓　炙甘草

【歌诀记忆】二陈汤用半夏陈，益以茯苓甘草成，
　　　　　理气和中兼燥湿，一切痰饮此方珍。

【功　　效】燥湿化痰，理气和中。

【主　　治】湿痰证。咳嗽痰多，色白易咯，恶心呕吐，胸膈痞闷，肢体困重，或头眩心悸，舌苔白滑或腻，脉滑。

【立体记忆】

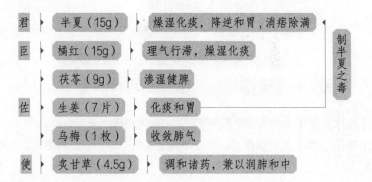

【临床要义】本方为治疗湿痰证的基础方。

【使用注意】燥痰者慎用，吐血、消渴、阴虚、血虚者忌用。

☆温胆汤

《三因极一病证方论》

【组　　成】半夏　竹茹　枳实　陈皮　炙甘草　茯苓

【歌诀记忆】温胆夏茹枳陈助，佐以茯草姜枣煮，
　　　　　理气化痰利胆胃，胆郁痰扰诸症除。

【功　　效】理气化痰，清胆和胃。

【主　　治】胆胃不和，痰热内扰证。胆怯易惊，虚烦不宁，失眠多梦，或呕恶呃逆，或眩晕，或癫痫等，苔白腻微黄，脉弦滑。

【立体记忆】

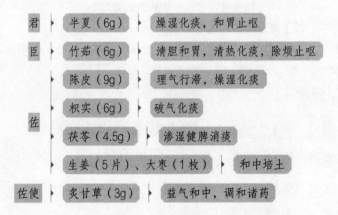

君 ▶ 半夏（6g）▶ 燥湿化痰，和胃止呕

臣 ▶ 竹茹（6g）▶ 清胆和胃，清热化痰，除烦止呕

▶ 陈皮（9g）▶ 理气行滞，燥湿化痰

佐 ▶ 枳实（6g）▶ 破气化痰

▶ 茯苓（4.5g）▶ 渗湿健脾消痰

▶ 生姜（5片）、大枣（1枚）▶ 和中培土

佐使 ▶ 炙甘草（3g）▶ 益气和中，调和诸药

【临床要义】本方为治疗胆胃不和，痰热内扰证之常用方。

【使用注意】凡心脾两虚，气血不足之失眠心悸，以及胃寒呕吐均不宜用。

第二节　清热化痰剂

☆清气化痰丸
《医方考》

【组　　成】陈皮　苦杏仁　枳实　黄芩　瓜蒌子　茯苓　胆南星　制半夏

【歌诀记忆】清气化痰胆星蒌，夏芩杏陈枳实投，
　　　　　　茯苓姜汁糊丸服，气顺火清痰热疗。

【功　　效】清热化痰，理气止咳。

【主　　治】痰热咳嗽。咳嗽，咳痰黄稠，胸膈痞闷，甚则气急呕恶，舌质红，苔黄腻，脉滑数。

【立体记忆】

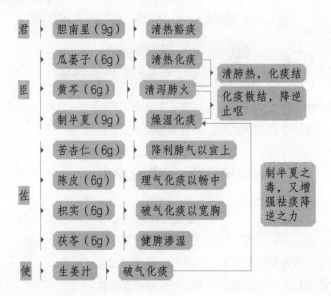

君 ▶ 胆南星（9g）▶ 清热豁痰

臣 ▶ 瓜蒌子（6g）▶ 清热化痰 ┐
　　 黄芩（6g）▶ 清泻肺火 ├ 清肺热，化痰结
　　 制半夏（9g）▶ 燥湿化痰 ┘ 化痰散结，降逆止呕

佐 ▶ 苦杏仁（6g）▶ 降利肺气以宣上
　　 陈皮（6g）▶ 理气化痰以畅中
　　 枳实（6g）▶ 破气化痰以宽胸 ┐ 制半夏之毒，又增强祛痰降逆之力
　　 茯苓（6g）▶ 健脾渗湿 ┘

使 ▶ 生姜汁 ▶ 破气化痰

【临床要义】本方为痰热咳嗽之常用方。

【使用注意】咳痰清稀色白，或痰白滑利易咯属寒痰、湿痰者不宜用。

————————— ☆小陷胸汤 —————————
《伤寒论》

【组　　成】黄连　半夏　瓜蒌

【歌诀记忆】小陷胸汤夏连蒌，清热化痰散结优，
　　　　　　心下痞满按之痛，舌苔黄腻服之休。

【功　　效】清热化痰，宽胸散结。

【主　　治】痰热互结之小结胸证。心下痞闷，按之则痛，或心胸闷痛，或咳痰黄稠，舌红苔黄腻，脉滑数。

【立体记忆】

君 ▶ 瓜蒌（20g） ▶ 清热涤痰，利气散结宽胸

臣 ┃ 黄连（6g） ▶ 泻热降火
　 ┃ 半夏（12g） ▶ 祛痰降逆，开结消痞

【临床要义】本方为治疗痰热互结证的常用方。

【使用注意】凡脾胃虚寒，大便溏泻者不宜用。

第三节　润燥化痰剂

☆贝母瓜蒌散
《医学心悟》

【组　　成】贝母　瓜蒌　天花粉　茯苓　橘红　桔梗

【歌诀记忆】贝母瓜蒌天花粉，橘红茯苓加桔梗，
　　　　　　肺燥有痰咳难出，润肺化痰此方珍。

【功　　效】润肺清热，理气化痰。

【主　　治】燥痰咳嗽。咳嗽痰少，咯痰不爽，涩而难出，咽喉干燥，苔白而干。

【立体记忆】

君 ▶ 贝母（9g） ▶ 清热化痰，润肺止咳

臣 ▶ 瓜蒌（6g） ▶ 清热涤痰，利气润燥

佐 ┃ 天花粉（5g） ▶ 清肺生津，润燥化痰
　 ┃ 茯苓（5g） ▶ 健脾渗湿
　 ┃ 橘红（5g） ▶ 理气化痰
　 ┃ 桔梗（5g） ▶ 宣利肺气，化痰止咳

【临床要义】本方为治疗燥痰证之常用方。

【使用注意】肺肾阴虚、虚火上炎之咳嗽者不宜用。

第四节　温化寒痰剂

三子养亲汤
《韩氏医通》

【组　　成】芥子　紫苏子　莱菔子

【歌诀记忆】三子养亲祛痰方，芥苏莱菔共煎汤，
　　　　　　大便实硬加熟蜜，冬寒更可加生姜。

【功　　效】温肺化痰，降气消食。

【主　　治】痰壅气逆食滞证。咳嗽喘逆，痰多胸痞，食少难消，舌苔白腻，脉滑。

【立体记忆】

芥子（9g）	温肺化痰，利气畅膈
紫苏子（9g）	降气消痰，止咳平喘
莱菔子（9g）	消食导滞，降气祛痰

【临床要义】本方为治疗痰壅气逆食滞证之常用方。

【使用注意】本方性偏辛散温燥，易伤正气，不宜久服。

第五节　治风化痰剂

☆半夏白术天麻汤
《医学心悟》

【组　　成】半夏　天麻　茯苓　橘红　白术　甘草

【歌诀记忆】半夏白术天麻汤，苓草橘红枣生姜，

　　　　　　眩晕头痛风痰盛，痰化风息复正常。

【功　　效】化痰息风，健脾祛湿。

【主　　治】风痰上扰证。眩晕，头痛，胸膈痞闷，恶心呕吐，舌苔白腻，脉弦滑。

【立体记忆】

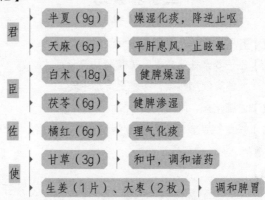

【临床要义】本方为治疗风痰眩晕、头痛之常用方。

【使用注意】阴虚阳亢、气血不足之眩晕者不宜用。

比较记忆

方名		温胆汤	酸枣仁汤
相同点		均有茯苓、甘草，均可治虚烦不眠	
不同点	组成	半夏、竹茹、枳实、陈皮、生姜、大枣	酸枣仁、川芎、知母
	功效	理气化痰，清胆和胃	养血安神，清热除烦
	病证	胆胃不和，痰热内扰证	肝血不足，虚热内扰之虚烦不眠证
	症状	胆怯易惊，或呕恶呃逆，或眩晕，或癫痫，舌苔白腻微黄	心悸不安，头晕目眩，舌红，咽干口燥

206

方名	小陷胸汤	大陷胸汤
相同点	均治热实结胸	

不同点		小陷胸汤	大陷胸汤
	组成	瓜蒌、黄连、半夏	大黄、芒硝、甘遂
	功效	清热涤痰散结	泻热逐水，破结通便
	病证	痰热互结之小结胸证	水热互结之大结胸证
	症状	胸脘痞闷，按之始痛，脉象滑数	心下痛，按之石硬，甚则从心下至少腹硬满而痛不可近，脉象沉紧

方名	贝母瓜蒌散	清燥救肺汤	桑杏汤
相同点	均能清润肺燥而止咳，治燥咳		

不同点		贝母瓜蒌散	清燥救肺汤	桑杏汤
	组成	贝母、瓜蒌、天花粉、茯苓、橘红、桔梗	桑叶、石膏、甘草、人参、胡麻仁、阿胶、麦冬、苦杏仁、枇杷叶	桑叶、苦杏仁、淡豆豉、浙贝母、沙参、梨皮、栀子皮
	功效	润燥化痰	清燥润肺，止咳平喘，养阴益气	轻宣温燥，润肺止咳
	病证	燥痰咳嗽	温燥伤肺，气阴两伤证	外感温燥证
	症状	燥痰咳嗽，痰稠难咯	身热头痛，干咳无痰，气逆而喘，口渴	身热不甚，干咳或痰少而黏

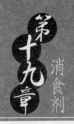

要点速览

概念	凡以消食药为主组成，具有消食运脾、化积导滞等作用，主治各种食积证的方剂，统称消食剂
立法	属于"八法"中"消法"的范畴
适用范围	因饮食不节，暴饮暴食或脾虚饮食难消所致的食积内停之证
分类	消食化滞剂、健脾消食剂
使用注意	①中病即止，不宜长期服用。②纯虚无实者则当禁用
一级方剂	保和丸、健脾丸

第一节 消食化滞剂

☆保和丸
《丹溪心法》

【组　　成】山楂　神曲　半夏　茯苓　陈皮　连翘　莱菔子

【歌诀记忆】保和神曲与山楂，苓夏陈翘菔子加，

　　　　　　炊饼为丸白汤下，消食和胃效堪夸。

【功　　效】消食化滞，理气和胃。

【主　　治】食积证。脘腹痞满胀痛，嗳腐吞酸，恶食呃逆，或大便泄泻，舌苔厚腻，脉滑。

【立体记忆】

君 ▶ 山楂（18g） ▶ 消一切食积 ▶ 善消肉食油腻之积

臣
神曲（6g） ▶ 消食健脾 ▶ 长于化酒食陈腐之积
莱菔子（3g） ▶ 消食下气 ▶ 长于消麦面痰气之积

佐
陈皮（3g）、半夏（9g） ▶ 行气化滞，和胃止呕
茯苓（9g） ▶ 健脾利湿，和中止泻
连翘（3g） ▶ 散结消积，清热

【临床要义】本方为治疗"一切食积"轻证之常用方。

【使用注意】本方属攻伐之剂，不宜长期服用。

枳实导滞丸
《内外伤辨惑论》

【组　　成】大黄　枳实　神曲　茯苓　黄芩　黄连　白术　泽泻

【歌诀记忆】枳实导滞首大黄，芩连曲术茯苓襄，
　　　　　　泽泻蒸饼糊丸服，湿热积滞力能攘。

【功　　效】消食导滞，清热祛湿。

【主　　治】湿热食积证。脘腹胀痛，大便秘结，或下痢泄泻，小便短赤，舌苔黄腻，脉沉有力。

【立体记忆】

君 ▶ 大黄（30g） ▶ 攻积泻热，使积滞湿热从大便而下

臣
枳实（15g） ▶ 行气化滞
神曲（15g） ▶ 消食健脾

佐	黄连（9g）、黄芩（9g） ▸ 清热燥湿，厚肠止痢
	茯苓（9g）、泽泻（6g） ▸ 甘淡渗湿，使湿热从小便分消
	白术（9g） ▸ 健脾燥湿益气，防攻积伤正、苦寒败胃

【临床要义】本方为治疗湿热食积证之常用方。

【使用注意】泄泻无积滞者及孕妇均不宜用。

木香槟榔丸
《儒门事亲》

【组　　成】木香　槟榔　青皮　陈皮　莪术　黄连　黄柏　大黄　香附　牵牛子

【歌诀记忆】木香槟榔青陈皮，黄柏黄连莪术齐，
　　　　　　大黄黑丑兼香附，泻痢后重热滞宜。

【功　　效】行气导滞，攻积泄热。

【主　　治】痢疾，食积。脘腹痞满胀痛，或赤白痢疾，里急后重，或大便秘结，舌苔黄腻，脉沉实。

【立体记忆】

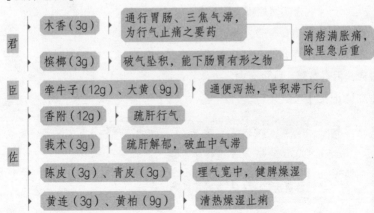

君	木香（3g） ▸ 通行胃肠、三焦气滞，为行气止痛之要药	⎫ 消痞满胀痛，除里急后重
	槟榔（3g） ▸ 破气坠积，能下肠胃有形之物	⎭
臣	牵牛子（12g）、大黄（9g） ▸ 通便泻热，导积滞下行	
佐	香附（12g） ▸ 疏肝行气	
	莪术（3g） ▸ 疏肝解郁，破血中气滞	
	陈皮（3g）、青皮（3g） ▸ 理气宽中，健脾燥湿	
	黄连（3g）、黄柏（9g） ▸ 清热燥湿止痢	

【临床要义】本方为治疗湿热积滞重症之常用方。

【使用注意】本方行气破滞之力较强，体虚者慎用，孕妇忌用。

第二节　健脾消食剂

☆健脾丸
《证治准绳》

【组　成】白术　木香　黄连　甘草　茯苓　人参　神曲　陈皮
砂仁　麦芽　山楂　山药　肉豆蔻

【歌诀记忆】健脾参术苓草陈，肉蔻香连合砂仁，
　　　　　　楂肉山药曲麦炒，消补兼施不伤正。

【功　效】健脾和胃，消食止泻。

【主　治】脾虚食积证。食少难消，脘腹痞满，大便溏薄，倦怠乏
力，苔腻微黄，脉虚弱。

【立体记忆】

君	人参（9g）、白术（15g）、茯苓（10g）	补气健脾运湿以止泻
	山楂（6g）、麦芽（6g）、神曲（6g）	消食和胃
臣	肉豆蔻（6g）、山药（6g）	健脾止泻
	木香（6g）、砂仁（6g）、陈皮（6g）	理气开胃，醒脾化湿
	黄连（6g）	清热燥湿
佐使	甘草（6g）	补中益气，调和诸药

【临床要义】本方为治疗脾虚食积证之常用方。

【使用注意】食积内停、脾胃不虚之实证者不宜用。

211

方名		枳实导滞丸	木香槟榔丸
相同点		均有大黄、黄连，为消下兼清，"通因通用"之剂，皆治湿热积滞之便秘或痢疾	
不同点	组成	枳实、神曲、茯苓、黄芩、白术、泽泻	槟榔、黄柏、牵牛子、木香、青皮、陈皮、莪术、香附
	功效	行气攻下之力较和缓，清热利湿之效佳	行气攻积之力较强，祛湿之力弱
	病证	湿热食积病情较轻者	积滞较重、脘腹胀痛较甚者

方名		健脾丸	参苓白术散
相同点		均有白术、人参、茯苓、山药、砂仁、甘草，均有益气健脾止泻之功	
不同点	组成	山楂、神曲、麦芽、陈皮、木香、肉豆蔻、黄连	莲子肉、白扁豆、薏苡仁、桔梗
	功效	长于消食行气，兼清化湿	长于补益中气，渗湿止泻
	病证	脾虚食积	脾虚湿盛
	症状	食少难消，脘腹痞闷，大便溏薄，倦怠乏力	饮食不化，肠鸣泄泻，四肢乏力，形体消瘦，面色萎黄

方名		枳术丸	健脾丸
相同点		均有白术，均为消补兼施之剂	
不同点	组成	枳实	人参、茯苓、山药、砂仁、甘草、山楂、神曲、麦芽、陈皮、木香、肉豆蔻、黄连
	功效	健脾消痞	长于消食行气，兼清化湿
	病证	脾虚气滞，饮食停积	脾虚食积证
	症状	胸脘痞满，不思饮食	食少难消，脘腹痞闷，大便溏薄，倦怠乏力

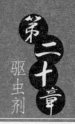

要点速览

概念	凡以驱虫药物为主组成，具有驱虫、杀虫或安蛔等作用，用以治疗人体寄生虫病的方剂，统称驱虫剂
立法	属于"八法"中的"消法"
适用范围	寄生虫所致病症，常见的有蛔虫、蛲虫、钩虫、绦虫等消化道寄生虫
使用注意	①辨别寄生虫的种类，有针对性地选择方药。②注意掌握某些有毒驱虫药的用量，以免中毒或损伤正气。③宜空腹服用，服后忌食油腻食物。④不宜久服，年老、体弱、孕妇等宜慎用
一级方剂	乌梅丸

☆ 乌梅丸
《伤寒论》

【组　　成】乌梅　细辛　干姜　黄连　当归　炮附子　炒蜀椒　桂枝　人参　黄柏

【歌诀记忆】乌梅丸用细辛桂，黄连黄柏及当归，

　　　　　　人参附子椒姜继，温脏安蛔寒厥剂。

【功　　效】温脏安蛔。

【主　　治】蛔厥证。腹痛时作，手足厥冷，烦闷呕吐，时发时止，得食即呕，常自吐蛔。亦治久泄、久痢。

【立体记忆】

君 ▶ 乌梅（30g） ▶ 酸能安蛔，蛔静痛止；又能涩肠以止泻止痢

臣
- 炒蜀椒（5g）、细辛（3g） ▶ 辛可伏蛔，温脏祛蛔
- 黄连（9g）、黄柏（6g） ▶ 清热下蛔

佐
- 炮附子（6g）、干姜（9g）、桂枝（6g） ▶ 温脏祛寒、伏蛔
- 人参（6g）、当归（6g） ▶ 益气补血，扶助正气，温脏安蛔

使 ▶ 蜂蜜 ▶ 甘缓和中

【临床要义】本方为治疗蛔厥证之代表方。

【使用注意】蛔虫病发作之时，可先用本方安蛔，再行驱虫。蛔虫腹痛证属湿热为患者，本方不宜。

肥儿丸
《太平惠民和剂局方》

【组　　成】神曲　黄连　肉豆蔻　使君子　麦芽　槟榔　木香

【歌诀记忆】肥儿丸内用使君，豆蔻香连曲麦槟，
猪胆为丸热水下，虫疳食积一扫清。

【功　　效】杀虫消积，健脾清热。

【主　　治】小儿虫疳。消化不良，面黄形瘦，肚腹胀大，发热口臭，舌苔黄腻。

【立体记忆】

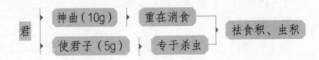

君
- 神曲（10g） ▶ 重在消食
- 使君子（5g） ▶ 专于杀虫
▶ 祛食积、虫积

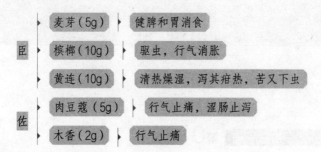

臣　麦芽（5g）▸健脾和胃消食
　　槟榔（10g）▸驱虫，行气消胀
　　黄连（10g）▸清热燥湿，泻其疳热，苦又下虫
佐　肉豆蔻（5g）▸行气止痛，涩肠止泻
　　木香（2g）▸行气止痛

【临床要义】本方为治疗小儿虫疳之常用方。

【使用注意】非虫积疳积之证者禁用。

每日一记　第01天

1.麻黄汤

麻黄汤中用桂枝，杏仁甘草四般施，

发热无汗头项痛，喘而无汗宜服之。

【组成】_____

【功效】_____

【主治】_____

2.桂枝汤

桂枝汤治太阳风，芍药甘草姜枣同，

解肌发表调营卫，表虚有汗可建功。

【组成】_____

【功效】_____

【主治】_____

3.九味羌活汤

九味羌活用防风，细辛苍芷与川芎，

黄芩生地同甘草，发汗祛湿力量雄。

【组成】_____

【功效】_____

【主治】_____

4.小青龙汤

小青龙治痰饮中，麻桂干姜芍草同，

更有夏辛兼五味，温阳化饮此方宏。

【组成】＿＿＿＿＿＿＿＿＿＿＿＿＿

【功效】＿＿＿＿＿＿＿＿＿＿＿＿＿

【主治】＿＿＿＿＿＿＿＿＿＿＿＿＿

每日一记 第02天

5.银翘散

银翘散主上焦疴，竹叶荆牛豉薄荷，

甘桔芦根凉解法，辛凉平剂用时多。

【组成】＿＿＿＿＿＿＿＿＿＿＿＿＿

【功效】＿＿＿＿＿＿＿＿＿＿＿＿＿

【主治】＿＿＿＿＿＿＿＿＿＿＿＿＿

6.桑菊饮

桑菊饮中桔梗翘，杏仁甘草薄荷绕，

芦根为引轻清剂，风温咳嗽服之消。

【组成】＿＿＿＿＿＿＿＿＿＿＿＿＿

【功效】＿＿＿＿＿＿＿＿＿＿＿＿＿

【主治】＿＿＿＿＿＿＿＿＿＿＿＿＿

7.麻黄杏仁甘草石膏汤

麻杏甘草石膏汤，四药组合有专长，

主治邪热壅肺证，辛凉宣泄效力张。

【组成】＿＿＿＿＿＿＿＿＿＿＿＿＿

【功效】_____

【主治】_____

8.败毒散

人参败毒草苓芎，羌独柴前枳桔共，

薄荷少许姜三片，益气解表有奇功。

【组成】_____

【功效】_____

【主治】_____

9.再造散

再造散用参附芪，桂甘羌防芎芍齐，

再加细辛姜枣煮，阳虚寒闭最相宜。

【组成】_____

【功效】_____

【主治】_____

10.加减葳蕤汤

加减葳蕤用白薇，葱豉薄枣桔甘随，

阴虚外感宜煎服，滋阴解表此方魁。

【组成】_____

【功效】_____

【主治】_____

每日一记　第03天

11.大承气汤

大承气汤用大黄，枳实厚朴芒硝襄，

谵语潮热腹满痛，峻下热结此方良。

【组成】＿＿＿＿＿＿＿＿＿＿＿＿

【功效】＿＿＿＿＿＿＿＿＿＿＿＿

【主治】＿＿＿＿＿＿＿＿＿＿＿＿

12.大黄牡丹汤

《金匮》大黄牡丹汤，桃仁瓜子烊化芒，

肠痈初起痞拒按，散结消肿服之康。

【组成】＿＿＿＿＿＿＿＿＿＿＿＿

【功效】＿＿＿＿＿＿＿＿＿＿＿＿

【主治】＿＿＿＿＿＿＿＿＿＿＿＿

13.大陷胸汤

大陷胸汤用硝黄，甘遂为末共成方，

擅疗热实结胸证，泻热逐水效专长。

【组成】＿＿＿＿＿＿＿＿＿＿＿＿

【功效】＿＿＿＿＿＿＿＿＿＿＿＿

【主治】＿＿＿＿＿＿＿＿＿＿＿＿

14.温脾汤

温脾附子大黄硝，当归干姜人参草，

寒热并进补兼泻，温通寒积振脾阳。

【组成】＿＿＿＿＿＿＿＿＿＿＿＿

【功效】＿＿＿＿＿＿＿＿＿＿＿＿

【主治】＿＿＿＿＿＿＿＿＿＿＿＿

15.济川煎

济川归膝肉苁蓉，泽泻升麻枳壳从，

肾虚精亏肠中燥，温肾通便法堪宗。

【组成】_____

【功效】_____

【主治】_____

16.十枣汤

十枣逐水效堪夸，大戟甘遂与芫花，

悬饮内停胸胁痛，水肿腹胀用无差。

【组成】_____

【功效】_____

【主治】_____

17.黄龙汤

黄龙枳朴与硝黄，参归甘桔枣生姜，

阳明腑实气血弱，攻补兼施效力强。

【组成】_____

【功效】_____

【主治】_____

18.新加黄龙汤

新加黄龙草硝黄，参归麦地玄海姜，

滋阴益气泻热结，腑实未解气阴伤。

【组成】_____

【功效】_____

【主治】_____

19.小柴胡汤

小柴胡汤和解功，半夏人参甘草从，

更用黄芩加姜枣，少阳百病此为宗。

【组成】_____

【功效】_____

【主治】_____

20.蒿芩清胆汤

俞氏蒿芩清胆汤，陈皮半夏竹茹襄，

赤苓枳壳兼碧玉，湿热轻宣此法良。

【组成】_____

【功效】_____

【主治】_____

21.四逆散

四逆散里用柴胡，白芍枳实甘草须，

此是阳郁成厥逆，疏肝理脾奏效奇。

【组成】_____

【功效】_____

【主治】_____

22.逍遥散

逍遥散用当归芍，柴苓术草加姜薄，

肝郁血虚脾气弱，调和肝脾功效卓。

【组成】_____

【功效】_____

【主治】_____

23.半夏泻心汤

半夏泻心黄连芩，干姜甘草与人参，

大枣合之治虚痞，法在降阳而和阴。

【组成】_____

【功效】_____

【主治】_____

每日一记 第06天

24.白虎汤

白虎汤用石膏偎，知母甘草粳米陪，

亦有加入人参者，躁烦热渴舌生苔。

【组成】_____

【功效】_____

【主治】_____

25.竹叶石膏汤

竹叶石膏汤人参，麦冬半夏竹叶灵，

甘草生姜兼粳米，暑烦热渴脉虚寻。

【组成】_____

【功效】_____

【主治】_____

26.清营汤

清营汤治热传营，脉数舌绛辨分明，

犀地银翘玄连竹，丹麦清热更护阴。

【组成】_____

【功效】_____

【主治】_____

27.犀角地黄汤

犀角地黄芍药丹，血升胃热火邪干，

斑黄阳毒皆堪治，或益柴芩总伐肝。

【组成】_____

【功效】_____

【主治】_____

每日一记 第07天

28.清瘟败毒饮

清瘟败毒地连芩，丹石栀甘竹叶寻，

犀角玄翘知芍桔，瘟邪泻毒亦滋阴。

【组成】_____

【功效】_____

【主治】_____

29.凉膈散

凉膈硝黄栀子翘，黄芩甘草薄荷饶，

竹叶蜜煎疗膈上，中焦燥实服之消。

【组成】_____

【功效】_____

【主治】_____

30.普济消毒饮

普济消毒芩连鼠，玄参甘桔板蓝根，

升柴马勃连翘陈，薄荷僵蚕为末咀，

或加人参及大黄，大头天行力能御。

【组成】_____

【功效】_____

【主治】_____

31.仙方活命饮

仙方活命金银花，防芷归陈草芍加，

贝母天花兼乳没，穿山皂刺酒煎佳，

一切痈毒能溃散，溃后忌服用勿差。

【组成】_____

【功效】_____

【主治】_____

每日一记　第08天

32.龙胆泻肝汤

龙胆泻肝柴芩栀，泽泻木通车前子，

生地当归与甘草，肝胆湿热皆能治。

【组成】_____

【功效】_____

【主治】_____

33.左金丸

左金六一黄连萸，肝胃湿热酸呕逆，

再加芍药名戊己，胃酸胃痛皆适宜。

【组成】＿＿＿＿＿＿＿＿＿＿＿＿＿＿＿

【功效】＿＿＿＿＿＿＿＿＿＿＿＿＿＿＿

【主治】＿＿＿＿＿＿＿＿＿＿＿＿＿＿＿

34.泻白散

泻白桑皮地骨皮，甘草粳米四般齐，

肺热阴虚咳喘证，清肺养肺喘咳宜。

【组成】＿＿＿＿＿＿＿＿＿＿＿＿＿＿＿

【功效】＿＿＿＿＿＿＿＿＿＿＿＿＿＿＿

【主治】＿＿＿＿＿＿＿＿＿＿＿＿＿＿＿

35.清胃散

清胃散中当归连，生地丹皮升麻全，

或加石膏泻胃火，能消牙痛与牙宣。

【组成】＿＿＿＿＿＿＿＿＿＿＿＿＿＿＿

【功效】＿＿＿＿＿＿＿＿＿＿＿＿＿＿＿

【主治】＿＿＿＿＿＿＿＿＿＿＿＿＿＿＿

每日一记 第**09**天

36.玉女煎

玉女石膏熟地黄，知母麦冬牛膝襄，

阴虚胃火相为病，牙痛齿衄宜煎尝。

【组成】＿＿＿＿＿＿＿＿＿＿＿＿＿＿＿

【功效】＿＿＿＿＿＿＿＿＿＿＿＿＿＿＿

【主治】_____

37.芍药汤

芍药汤中用大黄，芩连归桂槟草香，

清热燥湿调气血，里急腹痛自安康。

【组成】_____

【功效】_____

【主治】_____

38.青蒿鳖甲汤

青蒿鳖甲汤生地，丹皮知母能养阴，

夜热早凉舌质红，邪伏阴分此方宜。

【组成】_____

【功效】_____

【主治】_____

每日一记 第**10**天

39.香薷散

三物香薷豆朴先，散寒化湿功效兼，

若益银翘豆易花，新加香薷祛暑煎。

【组成】_____

【功效】_____

【主治】_____

40.清暑益气汤

清暑益气西洋参，黄连荷竹知甘草，

石斛麦冬西瓜米，热伤气阴最相宜。

【组成】＿＿＿＿＿＿＿＿＿＿＿＿＿＿＿

【功效】＿＿＿＿＿＿＿＿＿＿＿＿＿＿＿

【主治】＿＿＿＿＿＿＿＿＿＿＿＿＿＿＿

每日一记 第11天

41.理中丸

理中丸主理中乡，甘草人参术干姜，

呕利腹痛阴寒盛，或加附子总扶阳。

【组成】＿＿＿＿＿＿＿＿＿＿＿＿＿＿＿

【功效】＿＿＿＿＿＿＿＿＿＿＿＿＿＿＿

【主治】＿＿＿＿＿＿＿＿＿＿＿＿＿＿＿

42.小建中汤

小建中汤芍药多，桂枝甘草姜枣合，

更加饴糖补中脏，虚劳腹痛服之瘥。

【组成】＿＿＿＿＿＿＿＿＿＿＿＿＿＿＿

【功效】＿＿＿＿＿＿＿＿＿＿＿＿＿＿＿

【主治】＿＿＿＿＿＿＿＿＿＿＿＿＿＿＿

43.四逆汤

四逆汤中附草姜，阳衰寒厥急煎尝，

腹痛吐泻脉沉细，急投此方可回阳。

【组成】＿＿＿＿＿＿＿＿＿＿＿＿＿＿＿

【功效】＿＿＿＿＿＿＿＿＿＿＿＿＿＿＿

【主治】＿＿＿＿＿＿＿＿＿＿＿＿＿＿＿

44.回阳救急汤

回阳救急用六君，桂附干姜五味群，

加麝三厘或胆汁，三阴寒厥建奇勋。

【组成】_____

【功效】_____

【主治】_____

45.当归四逆汤

当归四逆芍桂枝，细辛甘枣通草施，

血虚寒厥四末冷，温经通脉最相宜。

【组成】_____

【功效】_____

【主治】_____

46.暖肝煎

暖肝煎中杞茯归，茴沉乌药姜肉桂，

下焦虚寒疝气痛，温补肝肾此方推。

【组成】_____

【功效】_____

【主治】_____

47.阳和汤

阳和汤法解寒凝，贴骨流注鹤膝风，

熟地鹿胶姜炭桂，麻黄白芥甘草从。

【组成】_____

【功效】_____

【主治】_____

48.葛根黄芩黄连汤

葛根黄芩黄连汤，甘草四般治二阳，

解表清里兼和胃，喘汗自利保安康。

【组成】＿＿＿＿＿＿＿＿＿＿＿＿＿＿＿

【功效】＿＿＿＿＿＿＿＿＿＿＿＿＿＿＿

【主治】＿＿＿＿＿＿＿＿＿＿＿＿＿＿＿

49.大柴胡汤

大柴胡汤用大黄，枳实芩夏白芍将，

煎加姜枣表兼里，妙法内攻并外攘。

【组成】＿＿＿＿＿＿＿＿＿＿＿＿＿＿＿

【功效】＿＿＿＿＿＿＿＿＿＿＿＿＿＿＿

【主治】＿＿＿＿＿＿＿＿＿＿＿＿＿＿＿

50.防风通圣散

防风通圣大黄硝，荆芥麻黄栀芍翘，

甘桔芎归膏滑石，薄荷芩术力偏饶，

表里交攻阳热盛，外科疮毒总能消。

【组成】＿＿＿＿＿＿＿＿＿＿＿＿＿＿＿

【功效】＿＿＿＿＿＿＿＿＿＿＿＿＿＿＿

【主治】＿＿＿＿＿＿＿＿＿＿＿＿＿＿＿

51.四君子汤

四君子汤中和义，参术茯苓甘草比，
益以夏陈名六君，祛痰补气阳虚饵，
除却半夏名异功，或加香砂胃寒使。

【组成】＿＿＿＿＿＿＿＿＿＿＿＿

【功效】＿＿＿＿＿＿＿＿＿＿＿＿

【主治】＿＿＿＿＿＿＿＿＿＿＿＿

52.参苓白术散

参苓白术扁豆陈，山药甘莲砂薏仁，
桔梗上浮兼保肺，枣汤调服益脾神。

【组成】＿＿＿＿＿＿＿＿＿＿＿＿

【功效】＿＿＿＿＿＿＿＿＿＿＿＿

【主治】＿＿＿＿＿＿＿＿＿＿＿＿

53.补中益气汤

补中益气芪术陈，升柴参草当归身，
虚劳内伤功独擅，亦治阳虚外感因。

【组成】＿＿＿＿＿＿＿＿＿＿＿＿

【功效】＿＿＿＿＿＿＿＿＿＿＿＿

【主治】＿＿＿＿＿＿＿＿＿＿＿＿

54.生脉散

生脉麦冬五味参，保肺清心治暑淫，
气少汗多兼口渴，病危脉绝急煎斟。

【组成】_____

【功效】_____

【主治】_____

55.玉屏风散

　　玉屏风散用防风，黄芪相畏效相成，

　　白术益气更实卫，表虚自汗服之应。

【组成】_____

【功效】_____

【主治】_____

每日一记 第**14**天

56.四物汤

　　四物地芍与归芎，血家百病此方通，

　　补血调血理冲任，加减运用在其中。

【组成】_____

【功效】_____

【主治】_____

57.当归补血汤

　　当归补血东垣笺，黄芪一两归二钱，

　　血虚发热口烦渴，脉大而虚此方煎。

【组成】_____

【功效】_____

【主治】_____

58.归脾汤

归脾汤用术参芪,归草茯神远志随,

酸枣木香龙眼肉,煎加姜枣益心脾。

【组成】_____

【功效】_____

【主治】_____

59.六味地黄丸

六味地黄益肾肝,茱薯丹泽地苓专,

阴虚火旺加知柏,养肝明目杞菊煎,

若加五味成都气,再入麦冬长寿丸。

【组成】_____

【功效】_____

【主治】_____

60.一贯煎

一贯煎中用地黄,沙参枸杞麦冬襄,

当归川楝水煎服,阴虚肝郁是妙方。

【组成】_____

【功效】_____

【主治】_____

61.百合固金汤

百合固金二地黄,玄参贝母桔甘藏,

麦冬芍药当归配,喘咳痰血肺家伤。

【组成】_____

【功效】_____

【主治】_____

62.肾气丸

《金匮》肾气治肾虚，熟地山药及山萸，

丹皮苓泽加附桂，引火归原热下趋。

【组成】_____

【功效】_____

【主治】_____

63.地黄饮子

地黄饮子山茱斛，麦味菖蒲远志茯，

苁蓉桂附巴戟天，少入薄荷姜枣服。

【组成】_____

【功效】_____

【主治】_____

64.炙甘草汤

炙甘草汤参姜桂，麦冬生地火麻仁，

大枣阿胶加酒服，虚劳肺痿效如神。

【组成】_____

【功效】_____

【主治】_____

65.牡蛎散

牡蛎散内用黄芪,小麦麻根合用宜,

卫虚自汗或盗汗,固表敛汗见效奇。

【组成】_____

【功效】_____

【主治】_____

66.九仙散

九仙散中罂粟君,参胶梅味共为臣,

款冬贝桑桔佐使,敛肺止咳益气阴。

【组成】_____

【功效】_____

【主治】_____

67.真人养脏汤

真人养脏河粟壳,肉蔻当归桂木香,

术芍参甘为涩剂,脱肛久痢早煎尝。

【组成】_____

【功效】_____

【主治】_____

68.四神丸

四神故纸与吴萸,肉蔻五味四般依,

大枣生姜为丸服,五更肾泄最相宜。

【组成】_____

【功效】_____

【主治】_____

69.桑螵蛸散

桑螵蛸散远龟菖，龙骨茯神人参当，

遗尿遗精神恍惚，调补心肾功用长。

【组成】_____

【功效】_____

【主治】_____

70.固冲汤

固冲术芪山萸芍，龙牡棕炭海螵蛸，

茜草五倍水煎服，益气固冲功效高。

【组成】_____

【功效】_____

【主治】_____

每日一记 第17天

71.朱砂安神丸

朱砂安神东垣方，归连甘草合地黄，

怔忡不寐心烦乱，养阴清热可复康。

【组成】_____

【功效】_____

【主治】_____

72.天王补心丹

补心丹用柏枣仁，二冬生地当归身，

三参桔梗朱砂味，远志茯苓共养神。

【组成】_____

【功效】_____

【主治】_____

73.酸枣仁汤

酸枣仁汤治失眠，川芎知草茯苓煎，

养血除烦清虚热，安然入睡梦香甜。

【组成】_____

【功效】_____

【主治】_____

每日一记 第18天

74.枳实薤白桂枝汤

枳实薤白桂枝汤，厚朴合用胸痹方，

胸阳不振痰气结，通阳散结下气强。

【组成】_____

【功效】_____

【主治】_____

75.瓜蒌薤白白酒汤

瓜蒌薤白白酒汤，胸痹胸闷痛难当，

喘息短气时咳唾，难卧仍加半夏良。

【组成】_____

【功效】_____

【主治】_____

76.半夏厚朴汤

半夏厚朴与紫苏，茯苓生姜共煎服，

痰凝气聚成梅核，降逆开郁气自舒。

【组成】_____

【功效】_____

【主治】_____

77.天台乌药散

天台乌药木茴香，巴豆川楝青槟姜，

行气疏肝止疼痛，寒疝腹痛是良方。

【组成】_____

【功效】_____

【主治】_____

78.枳实消痞丸

枳实消痞四君全，麦芽夏曲朴姜连，

蒸饼糊丸消积满，清热破结补虚全。

【组成】_____

【功效】_____

【主治】_____

79.枳术丸

健脾消痞枳术丸，攻补兼施消胀满，

曲麦枳术兼伤食，橘半枳术痰滞餐。

【组成】_____

【功效】_____

【主治】_____

80.苏子降气汤

苏子降气半夏归，前胡桂朴草姜随，

上实下虚痰嗽喘，或加沉香与肉桂。

【组成】_____

【功效】_____

【主治】_____

81.定喘汤

定喘白果与麻黄，款冬半夏白皮桑，

苏杏黄芩兼甘草，外寒痰热喘哮尝。

【组成】_____

【功效】_____

【主治】_____

82.旋覆代赭汤

旋覆代赭用人参，半夏甘姜大枣临，

重以镇逆咸软痞，痞硬噫气力能禁。

【组成】_____

【功效】_____

【主治】_____

83.橘皮竹茹汤

橘皮竹茹治呕呃，人参甘草枣姜益，

胃虚有热失和降，久病之后最相宜。

【组成】＿＿＿＿＿＿＿＿＿＿＿＿＿＿

【功效】＿＿＿＿＿＿＿＿＿＿＿＿＿＿

【主治】＿＿＿＿＿＿＿＿＿＿＿＿＿＿

每日一记 第**20**天

84.桃核承气汤

桃仁承气五般施，甘草硝黄并桂枝，

瘀热互结小腹胀，蓄血如狂最相宜。

【组成】＿＿＿＿＿＿＿＿＿＿＿＿＿＿

【功效】＿＿＿＿＿＿＿＿＿＿＿＿＿＿

【主治】＿＿＿＿＿＿＿＿＿＿＿＿＿＿

85.血府逐瘀汤

血府当归生地桃，红花枳壳膝芎饶，

柴胡赤芍甘桔梗，血化下行不作痨。

【组成】＿＿＿＿＿＿＿＿＿＿＿＿＿＿

【功效】＿＿＿＿＿＿＿＿＿＿＿＿＿＿

【主治】＿＿＿＿＿＿＿＿＿＿＿＿＿＿

86.补阳还五汤

补阳还五赤芍芎，归尾通经佐地龙，

四两黄芪为主药，血中瘀滞用桃红。

【组成】＿＿＿＿＿＿＿＿＿＿＿＿＿＿

【功效】_____

【主治】_____

87.复元活血汤

复元活血汤柴胡，花粉当归山甲入，

桃仁红花大黄草，损伤瘀血酒煎祛。

【组成】_____

【功效】_____

【主治】_____

88.温经汤

温经归芍桂萸芎，姜夏丹皮及麦冬，

参草扶脾胶益血，调经重在暖胞宫。

【组成】_____

【功效】_____

【主治】_____

89.生化汤

生化汤宜产后尝，归芎桃草酒炮姜，

恶露不行少腹痛，化瘀温经功效彰。

【组成】_____

【功效】_____

【主治】_____

90.咳血方

咳血方中诃子收，瓜蒌海粉山栀投，

青黛蜜丸口噙化，咳嗽痰血服之瘳。

【组成】_____

【功效】_____

【主治】_____

91.小蓟饮子

小蓟饮子藕蒲黄，木通滑石生地襄，

归草黑栀淡竹叶，血淋热结服之良。

【组成】_____

【功效】_____

【主治】_____

92.槐花散

槐花散用治肠风，侧柏荆芥枳壳充，

等分为末米饮下，宽肠凉血逐风动。

【组成】_____

【功效】_____

【主治】_____

93.黄土汤

黄土汤将远血医，胶芩地术附甘齐，

温阳健脾能摄血，便血崩漏服之宜。

【组成】_____

【功效】 _____

【主治】 _____

94.川芎茶调散

川芎茶调散荆防，辛芷薄荷甘草羌，

目昏鼻塞风攻上，偏正头痛悉能康。

【组成】 _____

【功效】 _____

【主治】 _____

95.大秦艽汤

大秦艽汤羌独防，芎芷辛芩二地黄，

石膏归芍苓甘术，风邪散见可通尝。

【组成】 _____

【功效】 _____

【主治】 _____

96.羚角钩藤汤

俞氏羚角钩藤汤，桑叶菊花鲜地黄，

芍草茯神川贝茹，凉肝增液定风方。

【组成】 _____

【功效】 _____

【主治】 _____

97.镇肝熄风汤

张氏镇肝熄风汤，龙牡龟牛制亢阳，

代赭天冬元芍草，茵陈川楝麦芽襄。

【组成】＿＿＿＿＿＿＿＿＿＿＿＿＿＿＿＿

【功效】＿＿＿＿＿＿＿＿＿＿＿＿＿＿＿＿

【主治】＿＿＿＿＿＿＿＿＿＿＿＿＿＿＿＿

98.大定风珠

大定风珠鸡子黄，再合加减复脉汤，

三甲并同五味子，滋阴息风是妙方。

【组成】＿＿＿＿＿＿＿＿＿＿＿＿＿＿＿＿

【功效】＿＿＿＿＿＿＿＿＿＿＿＿＿＿＿＿

【主治】＿＿＿＿＿＿＿＿＿＿＿＿＿＿＿＿

每日一记 第23天

99.杏苏散

杏苏散内夏陈前，枳桔苓草姜枣研，

轻宣温润治凉燥，咳止痰化病自痊。

【组成】＿＿＿＿＿＿＿＿＿＿＿＿＿＿＿＿

【功效】＿＿＿＿＿＿＿＿＿＿＿＿＿＿＿＿

【主治】＿＿＿＿＿＿＿＿＿＿＿＿＿＿＿＿

100.清燥救肺汤

清燥救肺参草杷，石膏胶杏麦胡麻，

经霜收下冬桑叶，清燥润肺效堪夸。

【组成】＿＿＿＿＿＿＿＿＿＿＿＿＿＿＿＿

【功效】_____

【主治】_____

101.麦门冬汤

麦门冬汤用人参，枣草粳米半夏存，

肺痿咳逆因虚火，清养肺胃此方珍。

【组成】_____

【功效】_____

【主治】_____

102.养阴清肺汤

养阴清肺是妙方，玄参草芍冬地黄，

薄荷贝母丹皮入，时疫白喉急煎尝。

【组成】_____

【功效】_____

【主治】_____

每日一记 第24天

103.平胃散

平胃散用朴陈皮，苍术甘草姜枣齐，

燥湿运脾除胀满，调胃和中此方宜。

【组成】_____

【功效】_____

【主治】_____

104.藿香正气散

藿香正气大腹苏，甘桔陈苓术朴俱，

夏曲白芷加姜枣，感伤岚瘴并能驱。

【组成】＿＿＿＿＿＿＿＿＿＿＿＿＿＿

【功效】＿＿＿＿＿＿＿＿＿＿＿＿＿＿

【主治】＿＿＿＿＿＿＿＿＿＿＿＿＿＿

每日一记 第25天

105.茵陈蒿汤

茵陈蒿汤治阳黄，栀子大黄组成方，

栀子柏皮加甘草，茵陈四逆治阴黄。

【组成】＿＿＿＿＿＿＿＿＿＿＿＿＿＿

【功效】＿＿＿＿＿＿＿＿＿＿＿＿＿＿

【主治】＿＿＿＿＿＿＿＿＿＿＿＿＿＿

106.八正散

八正木通与车前，萹蓄大黄滑石研，

草梢瞿麦兼栀子，煎加灯草痛淋蠲。

【组成】＿＿＿＿＿＿＿＿＿＿＿＿＿＿

【功效】＿＿＿＿＿＿＿＿＿＿＿＿＿＿

【主治】＿＿＿＿＿＿＿＿＿＿＿＿＿＿

107.三仁汤

三仁杏蔻薏苡仁，朴夏通草滑竹伦，

水用甘澜扬百遍，湿温初起法堪遵。

【组成】＿＿＿＿＿＿＿＿＿＿＿＿＿＿

【功效】_____

【主治】_____

108.连朴饮

连朴饮用香豆豉，菖蒲半夏焦山栀，

芦根厚朴黄连入，湿热霍乱此方施。

【组成】_____

【功效】_____

【主治】_____

109.五苓散

五苓散治太阳腑，白术泽泻猪茯苓，

桂枝化气兼解表，小便通利水饮除。

【组成】_____

【功效】_____

【主治】_____

110.猪苓汤

猪苓汤用猪茯苓，泽泻滑石阿胶并，

小便不利兼烦渴，利水养阴热亦平。

【组成】_____

【功效】_____

【主治】_____

111.防己黄芪汤

《金匮》防己黄芪汤，白术甘草枣生姜，

益气祛风又行水，表虚风水风湿康。

【组成】＿＿＿＿＿＿＿＿＿＿

【功效】＿＿＿＿＿＿＿＿＿＿

【主治】＿＿＿＿＿＿＿＿＿＿

112.苓桂术甘汤

苓桂术甘化饮剂，温阳化饮又健脾，

饮邪上逆胸胁满，水饮下行悸眩去。

【组成】＿＿＿＿＿＿＿＿＿＿

【功效】＿＿＿＿＿＿＿＿＿＿

【主治】＿＿＿＿＿＿＿＿＿＿

113.真武汤

真武汤壮肾中阳，茯苓术芍附生姜，

少阴腹痛有水气，悸眩眴惕保安康。

【组成】＿＿＿＿＿＿＿＿＿＿

【功效】＿＿＿＿＿＿＿＿＿＿

【主治】＿＿＿＿＿＿＿＿＿＿

114.实脾散

实脾苓术与木瓜，甘草木香大腹加，

草果姜附兼厚朴，虚寒阴水效堪夸。

【组成】＿＿＿＿＿＿＿＿＿＿

【功效】_____

【主治】_____

115.完带汤

完带汤中用白术，山药人参白芍辅，

苍术车前黑芥穗，陈皮甘草与柴胡。

【组成】_____

【功效】_____

【主治】_____

每日一记 第**28**天

116.二陈汤

二陈汤用半夏陈，益以茯苓甘草成，

理气和中兼燥湿，一切痰饮此方珍。

【组成】_____

【功效】_____

【主治】_____

117.温胆汤

温胆夏茹枳陈助，佐以茯草姜枣煮，

理气化痰利胆胃，胆郁痰扰诸症除。

【组成】_____

【功效】_____

【主治】_____

118.清气化痰丸

清气化痰胆星蒌，夏芩杏陈枳实投，

茯苓姜汁糊丸服，气顺火清痰热疗。

【组成】_____

【功效】_____

【主治】_____

119.小陷胸汤

小陷胸汤夏连蒌，清热化痰散结优，

心下痞满按之痛，舌苔黄腻服之休。

【组成】_____

【功效】_____

【主治】_____

每日一记 第**29**天

120.贝母瓜蒌散

贝母瓜蒌天花粉，橘红茯苓加桔梗，

肺燥有痰咳难出，润肺化痰此方珍。

【组成】_____

【功效】_____

【主治】_____

121.半夏白术天麻汤

半夏白术天麻汤，苓草橘红枣生姜，

眩晕头痛风痰盛，痰化风息复正常。

【组成】_____

【功效】_____

【主治】_____

122.保和丸

保和神曲与山楂，苓夏陈翘菔子加，

炊饼为丸白汤下，消食和胃效堪夸。

【组成】_____

【功效】_____

【主治】_____

123.健脾丸

健脾参术苓草陈，肉蔻香连合砂仁，

楂肉山药曲麦炒，消补兼施不伤正。

【组成】_____

【功效】_____

【主治】_____

124.乌梅丸

乌梅丸用细辛桂，黄连黄柏及当归，

人参附子椒姜继，温脏安蛔寒厥剂。

【组成】_____

【功效】_____

【主治】_____

方名索引